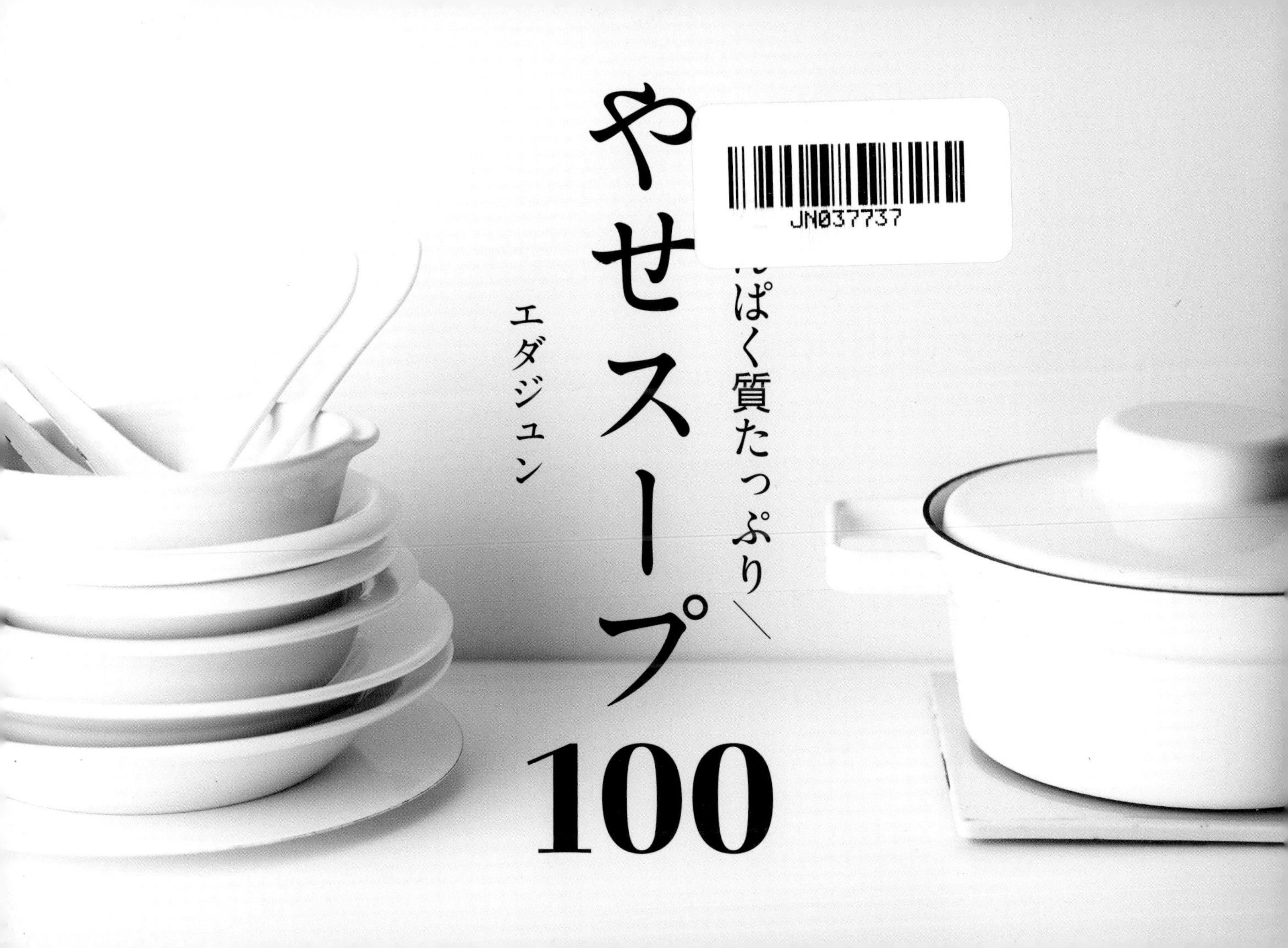
ぱく質たっぷり
やせスープ100
エダジュン
JN037737

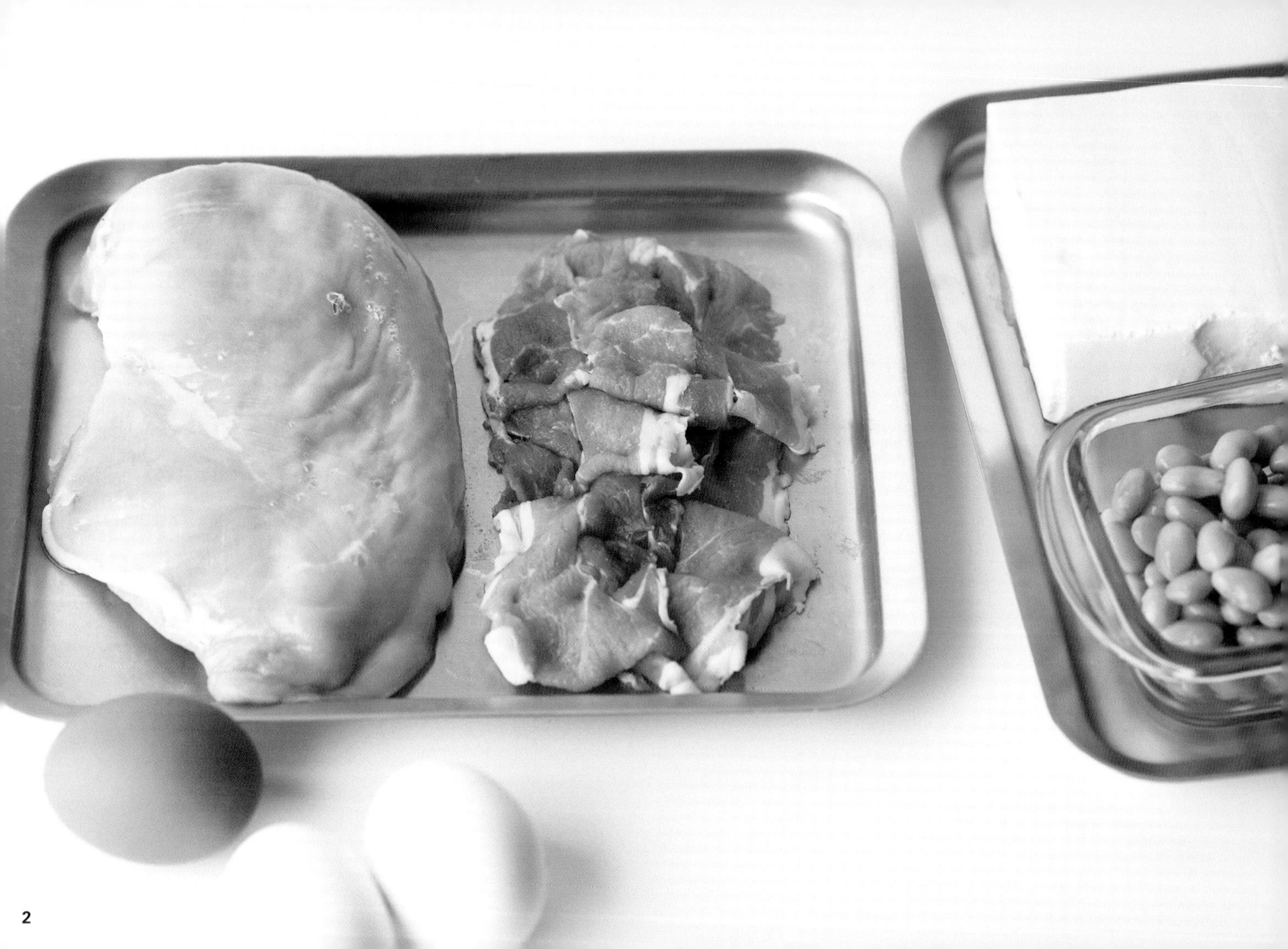

やせスープって?

僕自身が万年ダイエッターで、体型管理を意識しながら日々の生活をしています。
仕事上、どうしても「人一倍料理を作って、人一倍試作を食べて」の毎日で、
一時期太ってしまったことも…。管理栄養士なので、これではダメだ！と思って
取り組んだのが、適度な運動と食事の見直し。食べないダイエットは御法度！と思い、
食べるダイエットで意識したのが「たんぱく質」でした。

たんぱく質は筋肉を作り、代謝を上げる効果があり、
脂肪燃焼を促して、太りにくいからだを作ります。
また、たんぱく質を含む食材は腹持ちがよく、間食予防が期待でき、肌や髪の栄養にも。
ただ、たんぱく質が豊富な食材ばかりを摂取すると、
腸内環境が乱れる可能性があるので、食物繊維と一緒に食べることが大切です。

そんなわけで、高たんぱく質スープ＝やせスープがおすすめなのです。

- ☑ **たんぱく質と一緒に野菜（食物繊維）がしっかりとれる**
- ☑ **スープにすると、具材がやわらかくなり食べやすくなる**
- ☑ **食材の栄養がスープに溶け込み、余すことなく栄養がとれる**
- ☑ **具がゴロゴロだから、ひと皿で大満足**

といった利点もあります。今回のスープレシピは、食材も最小限で調理も簡単なため、
料理が苦手な方も取り組みやすいと思います。僕も、たんぱく質ダイエットを始めて
20代の頃の体型に戻り、心身ともに心地よく過ごせるようになりました。

ダイエットは毎日の積み重ねなので、
しっかりとスープを食べて、無理なく続けてもらえたらと思います。

エダジュン

Contents

1. 肉のやせスープ

2. 魚のやせスープ

【この本での約束ごと】

- 大さじ1は15㎖、小さじ1は5㎖、1カップは200㎖。「ひとつまみ」とは、親指、人さし指、中指の3本で軽くつまんだ量のことです。
- 塩は精製されていないもの、黒こしょうは粗びき黒こしょう、卵はMサイズ、レモンは国産の無農薬のものを使っています。
- じゃがいも、ごぼう、れんこん、さつまいもなどの根菜は、切ったあと水にさらしてから使ってください。また、スープのアクは適宜とってください。
- 「適量」とあるものは、好みに合わせて使用してください(たんぱく質量、カロリー、糖質量には含まれません)。
- たんぱく質量などのデータは、「日本食品標準成分表2020年版(八訂)」をもとにしています。

3. 豆と大豆製品のやせスープ

4. 卵とチーズのやせスープ

Column

Column1 おいしいやせスープを作るコツ

この本のスープは、すべてだし汁いらず。それでもおいしく作るコツをご紹介します。
鍋に野菜を入れるタイミング、食材や調味料の選び方、火加減などなど、
ちょっとしたポイントを押さえるだけで、ぐっと味わい深い仕上がりになります。

1
野菜は水から加えて煮る

根菜以外でもキャベツや白菜、もやしなど、くったりしてもおいしい野菜は水から煮ます。そのほうが野菜のうまみや甘みがスープに溶け出して、野菜自体がいいだしになります。

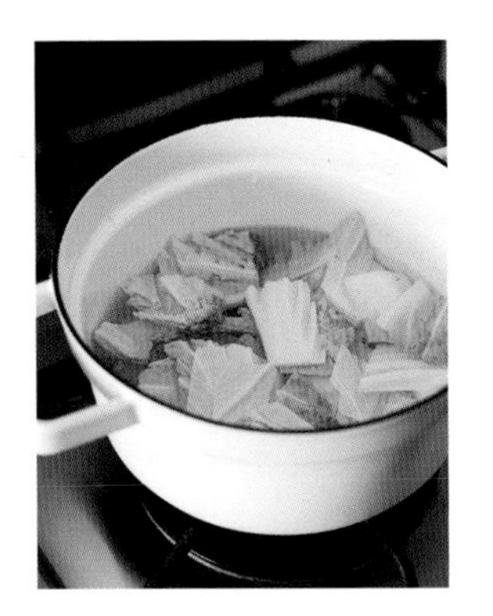

2
うまみのある食材でだし汁いらず

この本のスープは、どれもだし汁不要。かわりに削り節や塩昆布、トマトやナンプラーなど、うまみのある食材や調味料を使います。味がぼやけている感じがしたら、塩で調えれば糖質も上がりません。

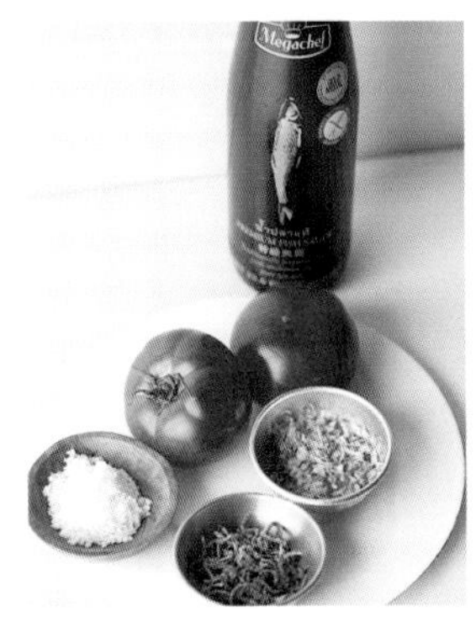

3
火加減は弱めの中火

鍋に水分を入れて煮立てたあとは、弱めの中火で煮ます。やさしい火加減で煮ることで、肉や魚がかたくなるのが防げます。水面がやさしくクツクツ煮立っている状態が目安です。

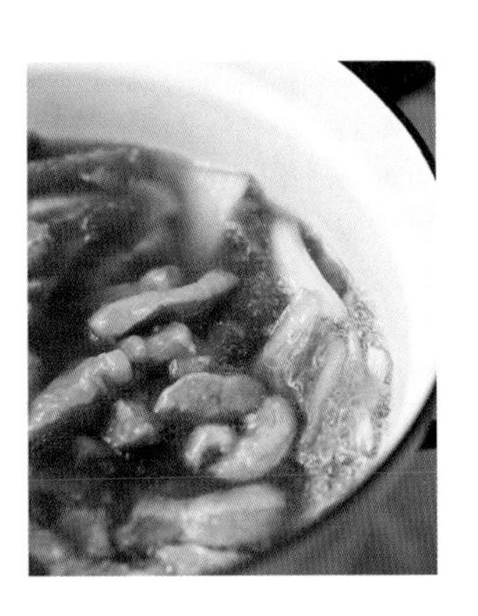

4
必ずふたをする

水分が煮立ったら、牛乳や豆乳など吹きこぼれる心配があるもの、えびなどくさみが気になるもの以外は、基本的にふたをして煮ます。汁や食材の水分の蒸発が防げ、素材の味がスープに伝わりやすく、火の通りも早くなります。

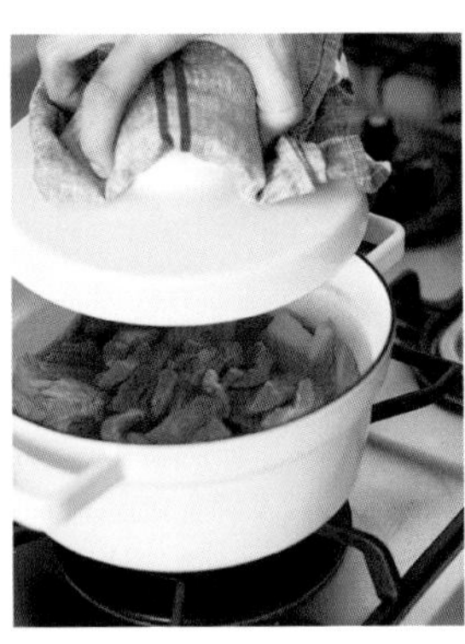

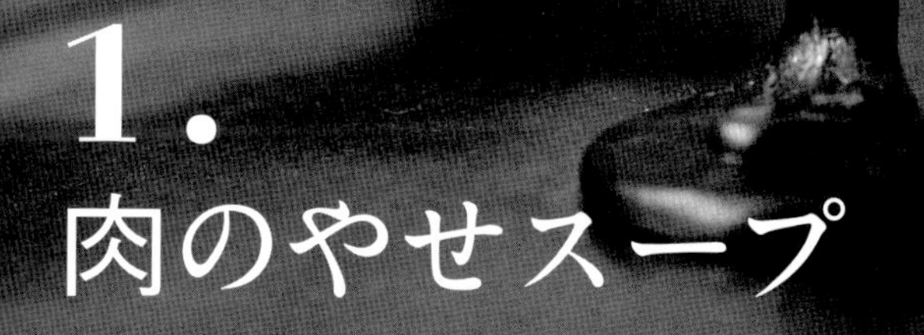

1.
肉のやせスープ

高たんぱく食材の代表といえば、鶏むね肉や鶏もも肉、豚ヒレ肉に豚もも肉。
このほか使いやすいひき肉などを使った、たんぱく質ぎっしりスープをご紹介します。
野菜を合わせてとると、腸が疲れず消化がスムーズに。くったり煮えた野菜が
たっぷり食べられるスープは、たんぱく質ダイエットの最強の味方です。

鶏むね肉としめじのゆずこしょうスープ

100g 23.3gと抜群に高たんぱくの鶏むね肉は、下味つけと長く煮ないことでやわらかく。しめじの食物繊維でお腹すっきり、ゆずこしょうがさわやかです。

材料 2人分

鶏むね肉（皮なし・ひと口大のそぎ切りにし、**A**を順にもみ込む）… 1枚（250g）

A 塩、砂糖 … 各小さじ$\frac{1}{4}$
片栗粉 … 小さじ2

しめじ（ほぐす）… 1パック（100g）

水 … 2$\frac{1}{2}$カップ

B 塩 … 小さじ$\frac{1}{2}$
ゆずこしょう … 小さじ$\frac{1}{3}$

万能ねぎ（小口切り）… 適量

作り方

1 鍋にしめじ、水を入れて火にかけ、煮立ったら鶏肉、**B**を加え、ふたをして弱めの中火で5〜6分煮る。

2 器に盛り、万能ねぎをのせる。

1人分
たんぱく質 30.5g
167kcal / 糖質 4.2g

鶏むね肉とキャベツのレモンクリームスープ

キャベツは小さく切ることでかさ増しし、食べごたえを出して。
牛乳が分離するので、レモン汁は火を止めてから加えるのがコツ。

1人分
たんぱく質 33.1g
235kcal / 糖質 9.9g

材料 2人分

鶏むね肉（皮なし・1.5cm角に切り、Aを順にもみ込む）… 1枚（250g）

A | 塩、砂糖 … 各小さじ $\frac{1}{4}$
　| 片栗粉 … 小さじ2

キャベツ（1.5cm角に切る）… 2枚（100g）
水 … 1 $\frac{1}{2}$ カップ
牛乳 … 1カップ
塩 … 小さじ $\frac{1}{2}$
レモン汁 … 小さじ2
レモンの輪切り、黒こしょう … 各適量

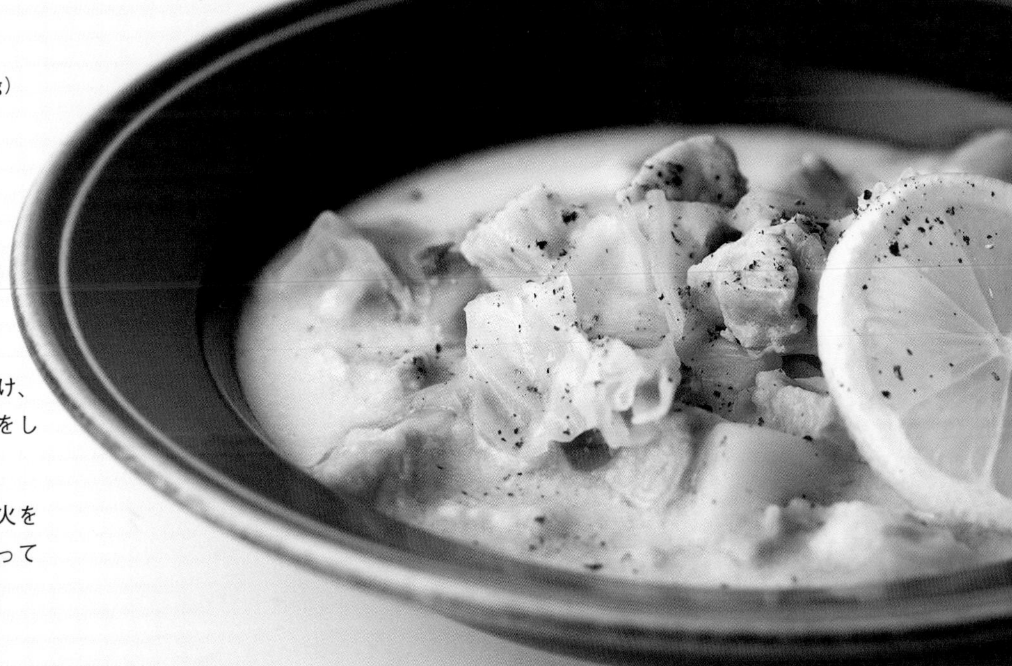

作り方

1 鍋にキャベツ、水を入れて火にかけ、煮立ったら鶏肉、塩を加え、ふたをして弱めの中火で5〜6分煮る。

2 牛乳を加えて沸騰直前まで温め、火を止めてレモン汁を加える。器に盛ってレモンを添え、黒こしょうをふる。

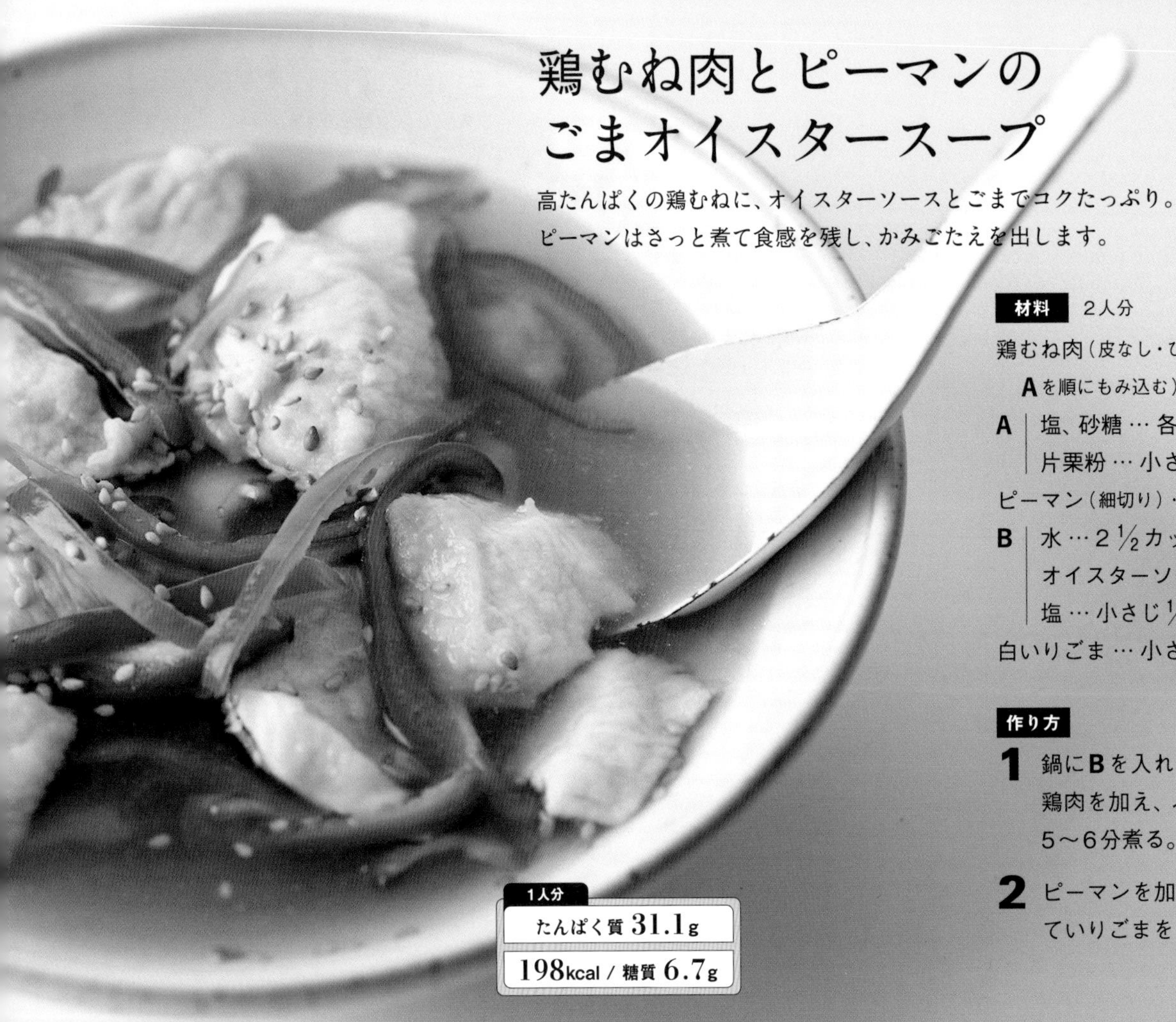

鶏むね肉とピーマンのごまオイスタースープ

高たんぱくの鶏むねに、オイスターソースとごまでコクたっぷり。
ピーマンはさっと煮て食感を残し、かみごたえを出します。

1人分
たんぱく質 31.1g
198kcal / 糖質 6.7g

材料 2人分

鶏むね肉（皮なし・ひと口大のそぎ切りにし、**A**を順にもみ込む）… 1枚（250g）

A
- 塩、砂糖 … 各小さじ $\frac{1}{4}$
- 片栗粉 … 小さじ2

ピーマン（細切り）… 2個

B
- 水 … 2 $\frac{1}{2}$ カップ
- オイスターソース … 大さじ1 $\frac{1}{2}$
- 塩 … 小さじ $\frac{1}{4}$

白いりごま … 小さじ2

作り方

1 鍋に**B**を入れて火にかけ、煮立ったら鶏肉を加え、ふたをして弱めの中火で5〜6分煮る。

2 ピーマンを加えてさっと煮、器に盛っていりごまをふる。

鶏むね肉と白菜の梅麹スープ

鶏肉は塩麹の力でしっとりやわらかく、梅でさっぱりした味わいに。
低糖質・低カロリーの白菜は、細く切ってシャキシャキ食感を楽しみます。

1人分
たんぱく質 30.1g
186kcal / 糖質 7.7g

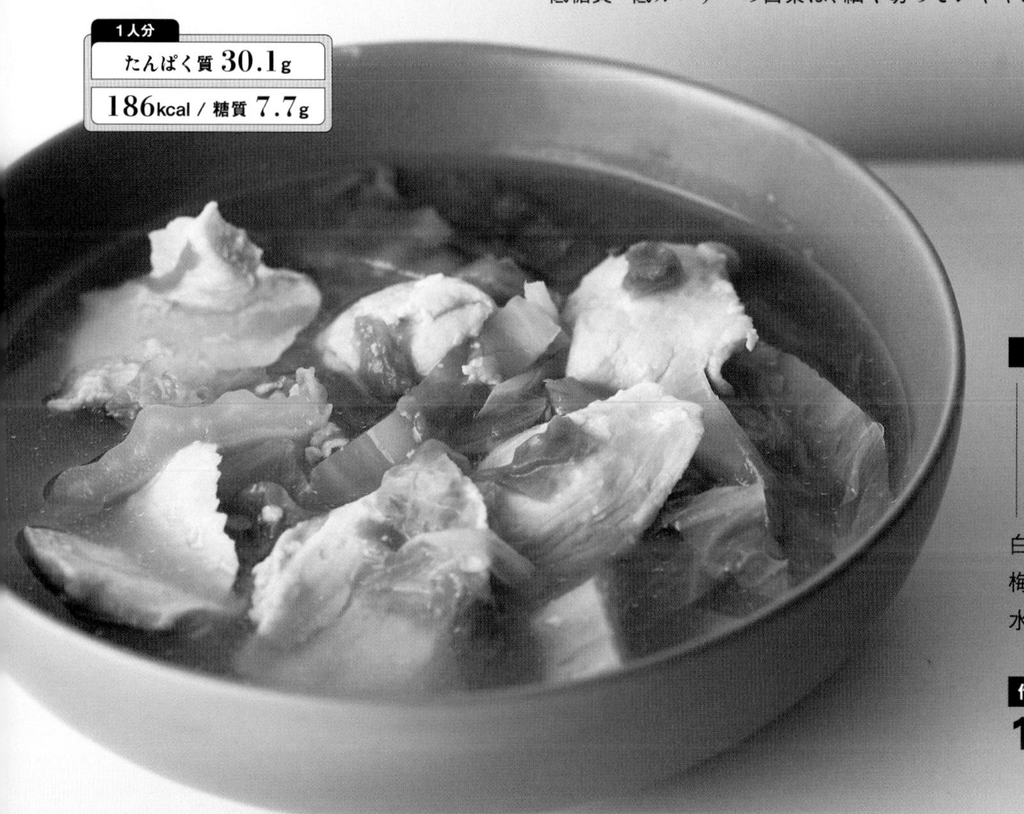

材料 2人分

- 鶏むね肉（皮なし・ひと口大のそぎ切りにし、塩麹をもみ込み、冷蔵室で20分以上〜ひと晩おく）… 1枚（250g）
- 塩麹 … 大さじ2

白菜（横1cm幅に切る）… 1枚（100g）
梅干し（種を除き、たたく）… 2個
水 … 2 ½カップ

作り方

1 鍋に白菜、梅干し、水を入れて火にかけ、煮立ったら鶏肉を加え、ふたをして弱めの中火で5〜6分煮る。

鶏むね肉とセロリの豆乳みそスープ

鶏むね肉＋豆乳で、たんぱく質をダブルで補給。ビタミン豊富なセロリの食感と香りも楽しめる、クリーミーなみそ味のスープです。

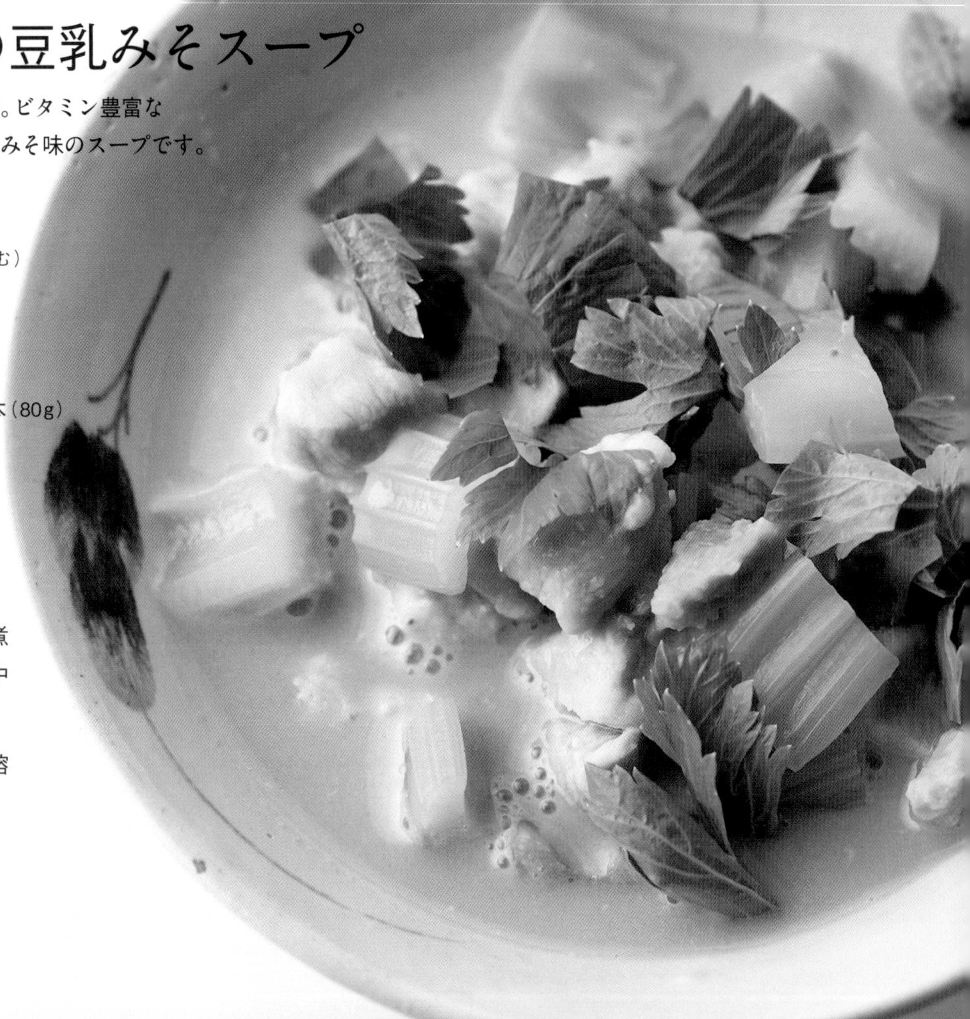

材料 2人分

鶏むね肉（皮なし・1.5cm角に切り、**A**を順にもみ込む）…1枚（250g）

A
- 塩、砂糖…各小さじ$\frac{1}{4}$
- 片栗粉…小さじ2

セロリ（茎は1.5cm角に切り、葉はざく切り）…1本（80g）

水…1$\frac{1}{2}$カップ

豆乳（成分無調整のもの）…1カップ

みそ…大さじ2

作り方

1 鍋にセロリの茎、水を入れて火にかけ、煮立ったら鶏肉を加え、ふたをして弱めの中火で5〜6分煮る。

2 豆乳を加えて沸騰直前まで温め、みそを溶く。器に盛り、セロリの葉をのせる。

1人分

たんぱく質 34.6g

248kcal / 糖質 9.6g

鶏むね肉とごぼうのきんぴらスープ

甘辛味にピリッと唐辛子がきいた、きんぴら風味のスープ。
鶏むねのたんぱく質にごぼうの食物繊維を加え、お腹もすっきり整います。

材料 2人分

鶏むね肉（皮なし・5mm角の棒状に切り、
Aを順にもみ込む）… 1枚（250g）

A
- 塩、砂糖 … 各小さじ1/4
- 片栗粉 … 小さじ2

ごぼう（斜め薄切りにし、せん切り）… 1/2本（50g）
赤唐辛子（小口切り）… 1本

B
- 水 … 2 1/2カップ
- しょうゆ … 大さじ1
- 酒、みりん … 各小さじ2
- 塩 … 小さじ1/3

ごま油 … 小さじ2

作り方

1 鍋にごま油を熱し、ごぼう、赤唐辛子を中火でしんなり炒め、**B**を加えて煮立ったら鶏肉を加え、ふたをして弱めの中火で5～6分煮る。

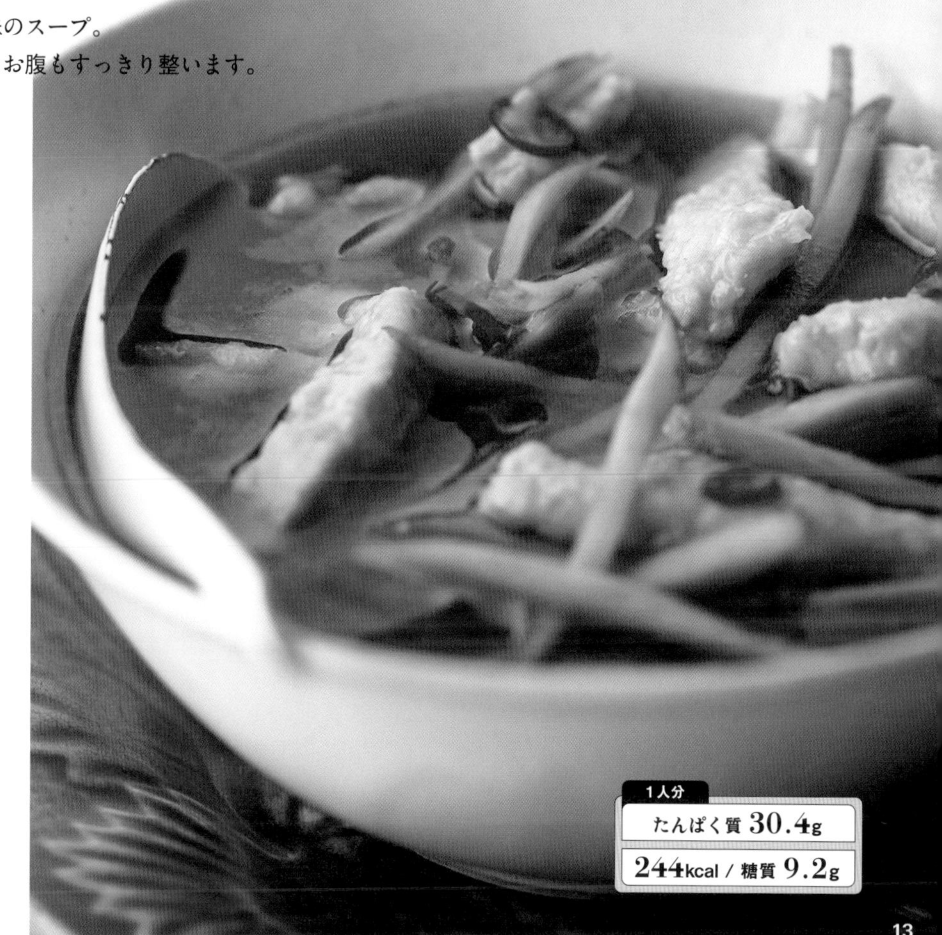

1人分
たんぱく質 30.4g
244kcal / 糖質 9.2g

チリチキントマトスープ

ピリリとスパイシーで、トマトの酸味とうまみがだしがわりです。
糖質が多めの玉ねぎは少量にして、炒めてコクを出すのがコツ。

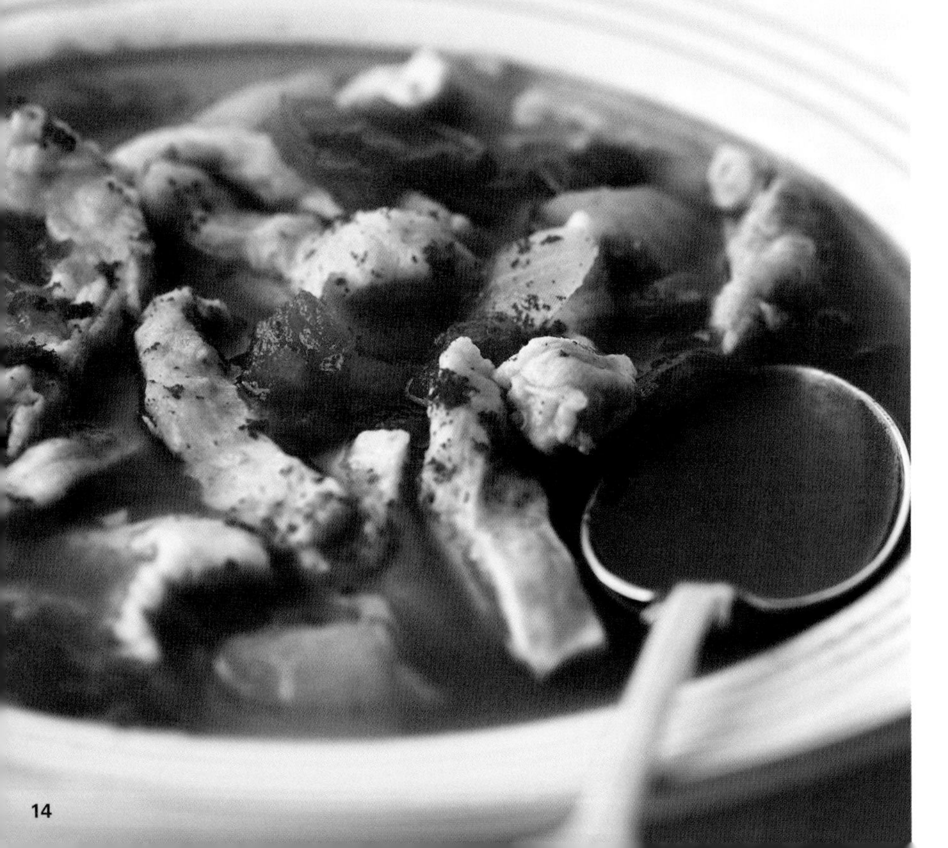

材料 2人分

鶏むね肉（皮なし・5mm角の棒状に切り、**A**を順にもみ込む）… 1枚（250g）

A
- 塩、砂糖 … 各小さじ1/4
- 片栗粉 … 小さじ2

玉ねぎ（1.5cm角に切る）… 1/4個（50g）
トマト（1.5cm角に切る）… 1個（150g）
水 … 2 1/2カップ

B
- 塩 … 小さじ2/3
- タバスコ … 小さじ1/2〜1

チリパウダー … 小さじ1/2
オリーブ油 … 小さじ2

作り方

1. 鍋にオリーブ油を熱し、玉ねぎを中火でしんなり炒め、トマト、水を加えて煮立ったら鶏肉、**B**を加え、ふたをして弱めの中火で5〜6分煮る。
2. 火を止めてチリパウダーを加えて混ぜ、器に盛ってチリパウダー（分量外）をふる。

1人分
たんぱく質 30.1g
228kcal / 糖質 8.5g

鶏むね肉とにらのピリ辛みぞれスープ

スタミナ食材のにらは、さっと煮て食感と香りを残します。
ピリッと韓国風の味つけで、大根おろしであと味はさっぱり。

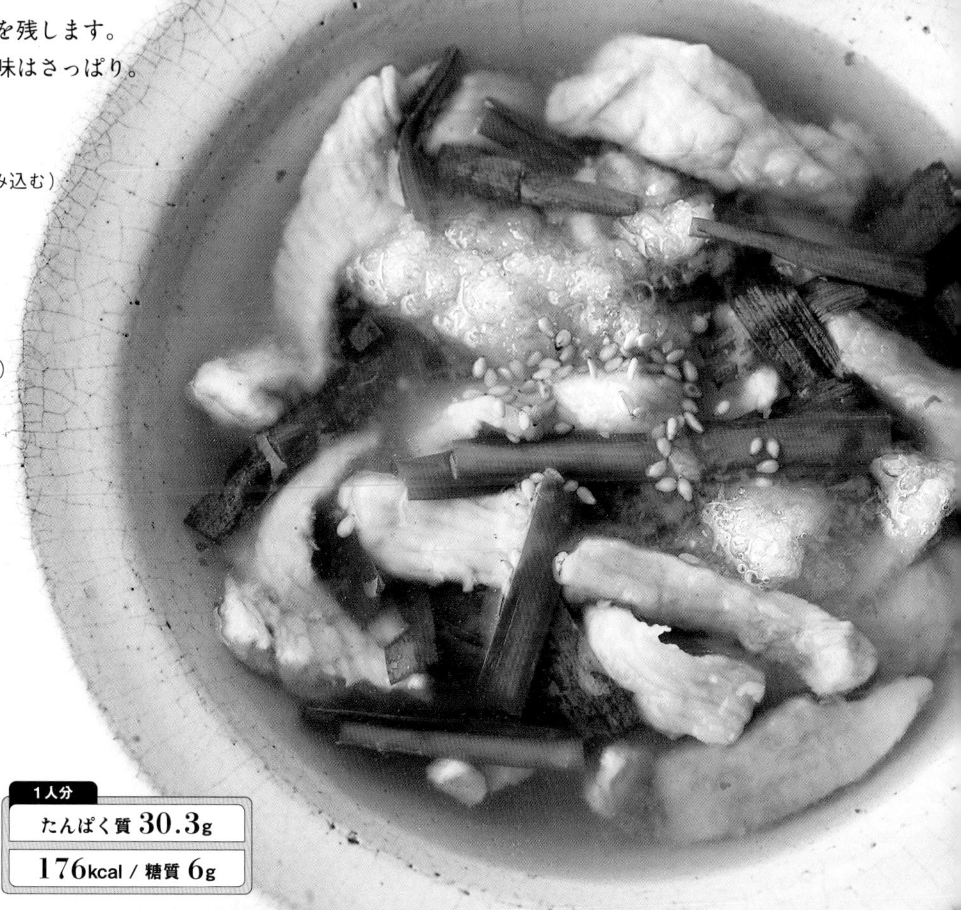

材料 2人分

鶏むね肉（皮なし・5mm角の棒状に切り、**A**を順にもみ込む）
…1枚（250g）

A
- 塩、砂糖 … 各小さじ$1/4$
- 片栗粉 … 小さじ2

にら（3cm幅に切る）… $1/5$束（20g）
大根おろし（水けを軽くきる）… 2cm分（正味50g）

B
- 水 … 2 $1/2$カップ
- オイスターソース … 大さじ1
- にんにく（すりおろす）… 小さじ$1/2$
- 豆板醤、塩 … 各小さじ$1/4$

白いりごま … 適量

作り方

1 鍋に**B**を入れて火にかけ、煮立ったら鶏肉を加え、ふたをして弱めの中火で5〜6分煮る。

2 にら、大根おろしを加えてさっと煮、器に盛っていりごまをふる。

1人分
たんぱく質 30.3g
176kcal / 糖質 6g

鶏むね肉と焼きなすの大葉スープ

なすは先にごま油で焼きつけることで、香ばしさとコクをプラス。
オイスターソースのうまみに、さわやかな青じそが相性抜群です。

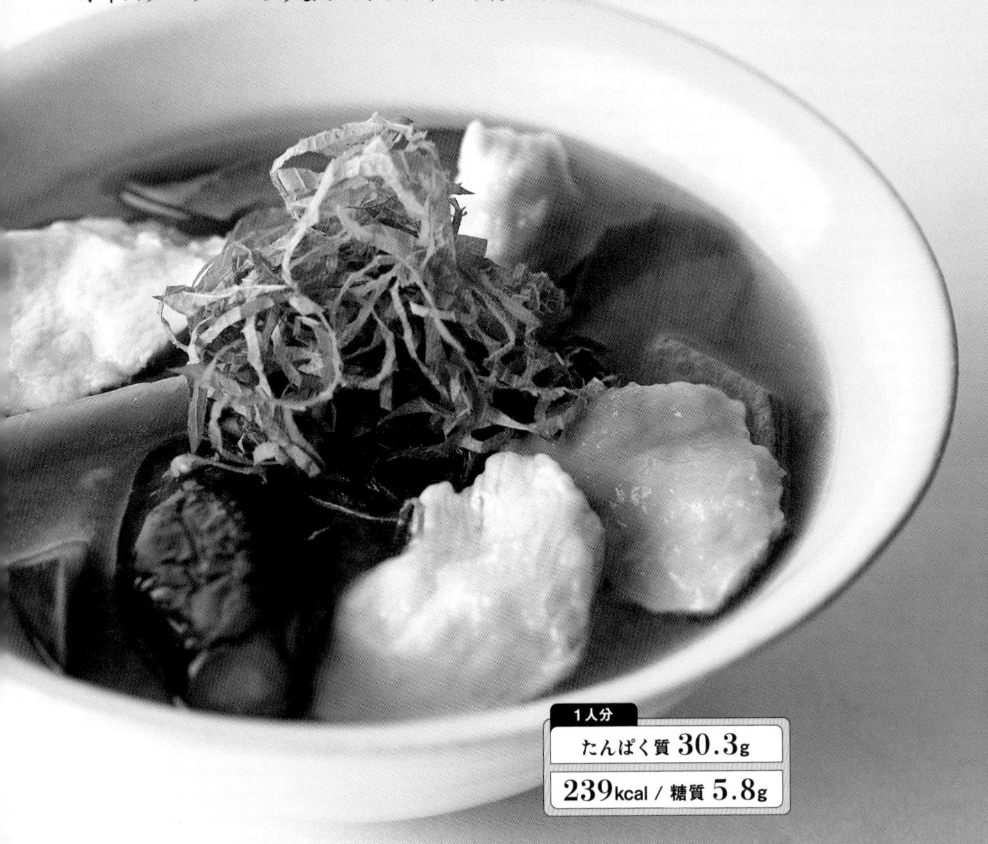

1人分
たんぱく質 30.3g
239kcal / 糖質 5.8g

材料 2人分

鶏むね肉（皮なし・ひと口大のそぎ切りにし、**A**を順にもみ込む）… 1枚（250g）

A
- 塩、砂糖 … 各小さじ$\frac{1}{4}$
- 片栗粉 … 小さじ2

なす（長めの乱切り）… 1本

B
- 水 … 2$\frac{1}{2}$カップ
- オイスターソース … 大さじ1
- 塩 … 小さじ$\frac{1}{2}$

ごま油 … 大さじ1

青じそ（せん切り）… 6枚

作り方

1. 鍋にごま油を熱し、なすを中火で全体をこんがり焼き、**B**を加えて煮立ったら鶏肉を加え、ふたをして弱めの中火で5～6分煮る。
2. 器に盛り、青じそをのせる。

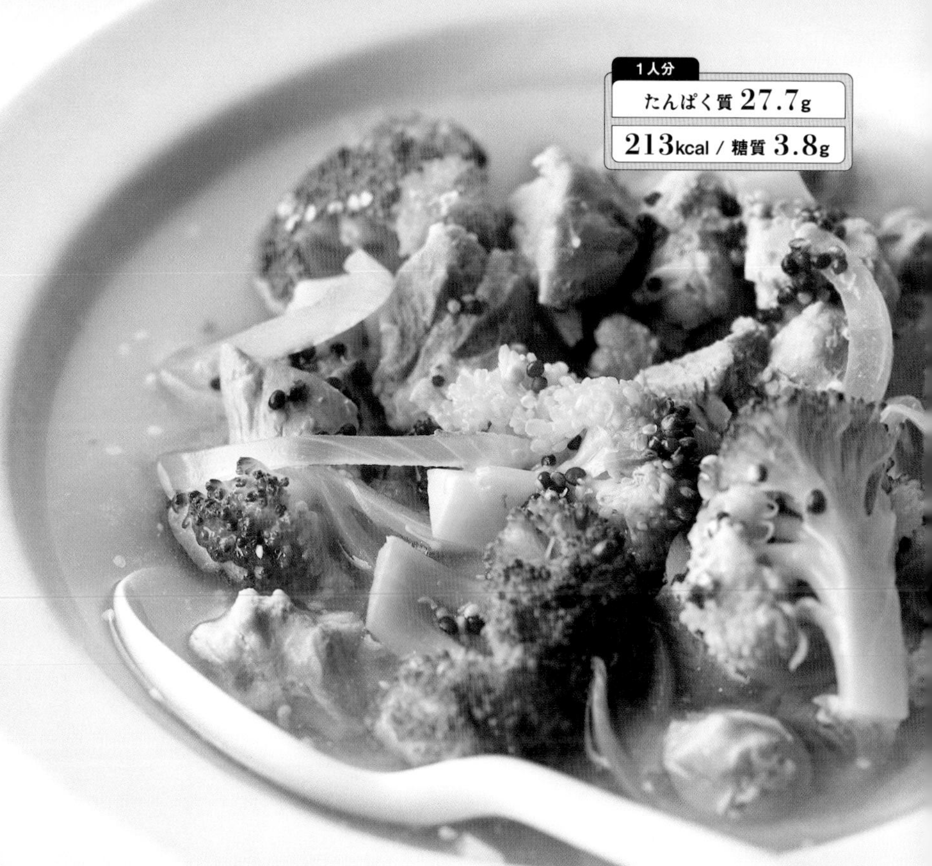

1人分
たんぱく質 27.7g
213kcal / 糖質 3.8g

材料 2人分

鶏もも肉(皮なし・1.5cm角に切る)… 1枚(250g)
ブロッコリー(小房に分ける)… $\frac{1}{2}$株(120g)
玉ねぎ(薄切り)… $\frac{1}{4}$個(50g)
A | 水 … 2$\frac{1}{2}$カップ
　| 酒 … 大さじ1
塩 … 小さじ$\frac{1}{2}$
粒マスタード … 小さじ2

作り方

1 鍋に玉ねぎ、Aを入れて火にかけ、煮立ったら鶏肉、塩を加え、ふたをして弱めの中火で3分煮る。

2 ブロッコリー、粒マスタードを加え、3～4分煮る。

鶏もも肉とブロッコリーの粒マスタードスープ

100gあたりのたんぱく質量19gの鶏もも肉×高たんぱくなブロッコリーで、
ボリューミーなひと皿。粒マスタードの酸味がアクセントです。

鶏もも肉とキャベツのしょうが豆乳スープ

高たんぱくコンビの鶏もも肉＆豆乳に、キャベツは水から煮ることで、
その甘みを引き出して。キリリとしょうがをきかせ、新陳代謝も活発に。

1人分
たんぱく質 28g
229kcal / 糖質 3.7g

材料 2人分

鶏もも肉（皮なし・3cm角に切る）… 1枚（250g）
キャベツ（3cm角に切る）… 2枚（100g）

A しょうが（せん切り）… 1かけ
塩 … 小さじ½

B 水 … 1½カップ
酒 … 大さじ1

豆乳（成分無調整のもの）…1カップ

作り方

1 鍋にキャベツ、**B**を入れて火にかけ、煮立ったら鶏肉、**A**を加え、ふたをして弱めの中火で6〜7分煮る。

2 豆乳を加え、沸騰直前まで温める。

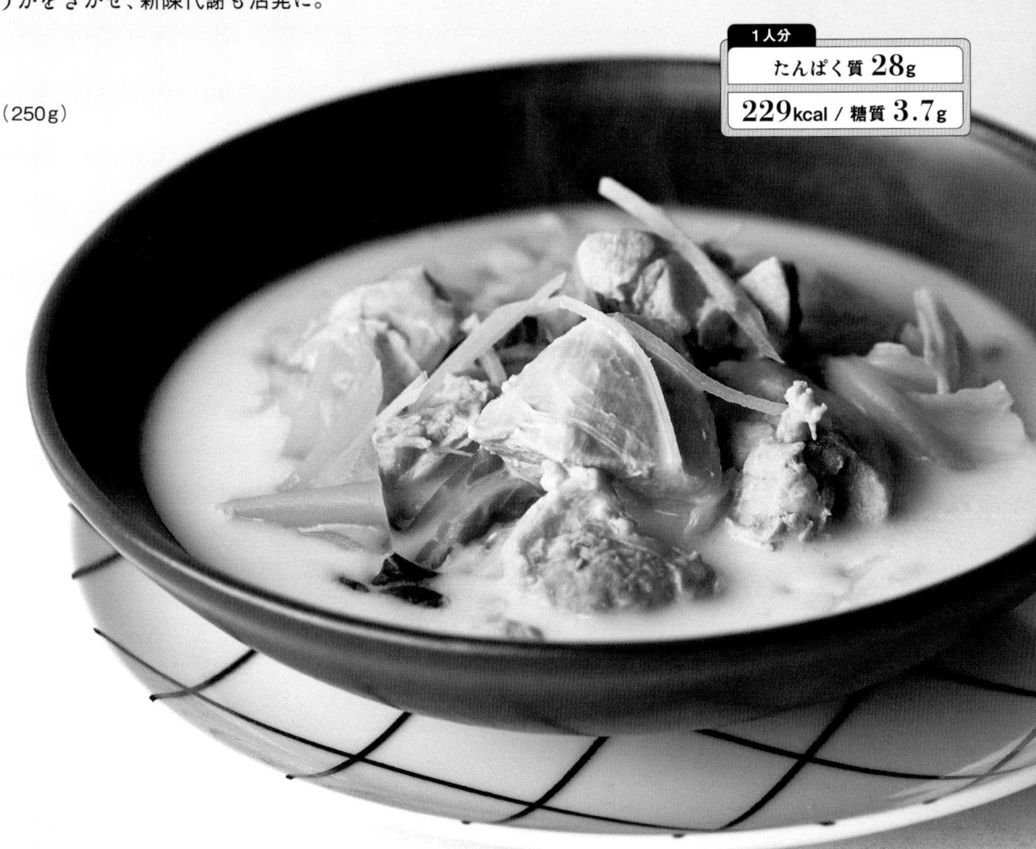

照り焼きチキンとキャベツのスープ

鶏肉は皮目をカリッと焼きつけることで、香ばしさをごちそうに。
照り焼き味のスープは、どっさりのキャベツでボリュームもあります。

材料 2人分

鶏もも肉（皮つき・長さを半分に切る）… 小1枚（200g）
キャベツ（3cm角に切る）… 2枚（100g）

A
- 水 … 2 1/2カップ
- しょうゆ … 大さじ1 1/2
- 酒、みりん … 各小さじ2
- 塩 … 小さじ1/4

ごま油 … 小さじ1

作り方

1 鍋にごま油を熱し、鶏肉を皮目から中火でこんがり焼き、裏返してキャベツ、**A**を加え、煮立ったらふたをして弱めの中火で6〜7分煮る。

2 器に盛り、鶏肉を切って食べる。

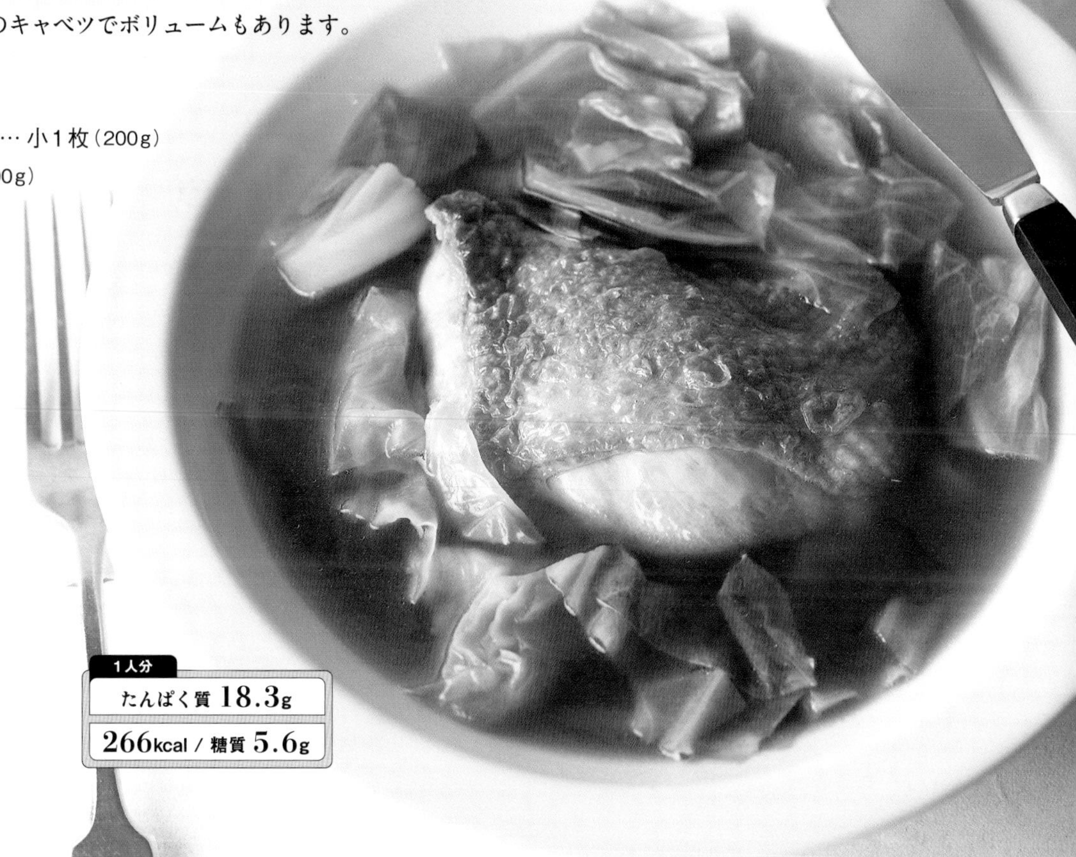

1人分
たんぱく質 18.3g
266kcal / 糖質 5.6g

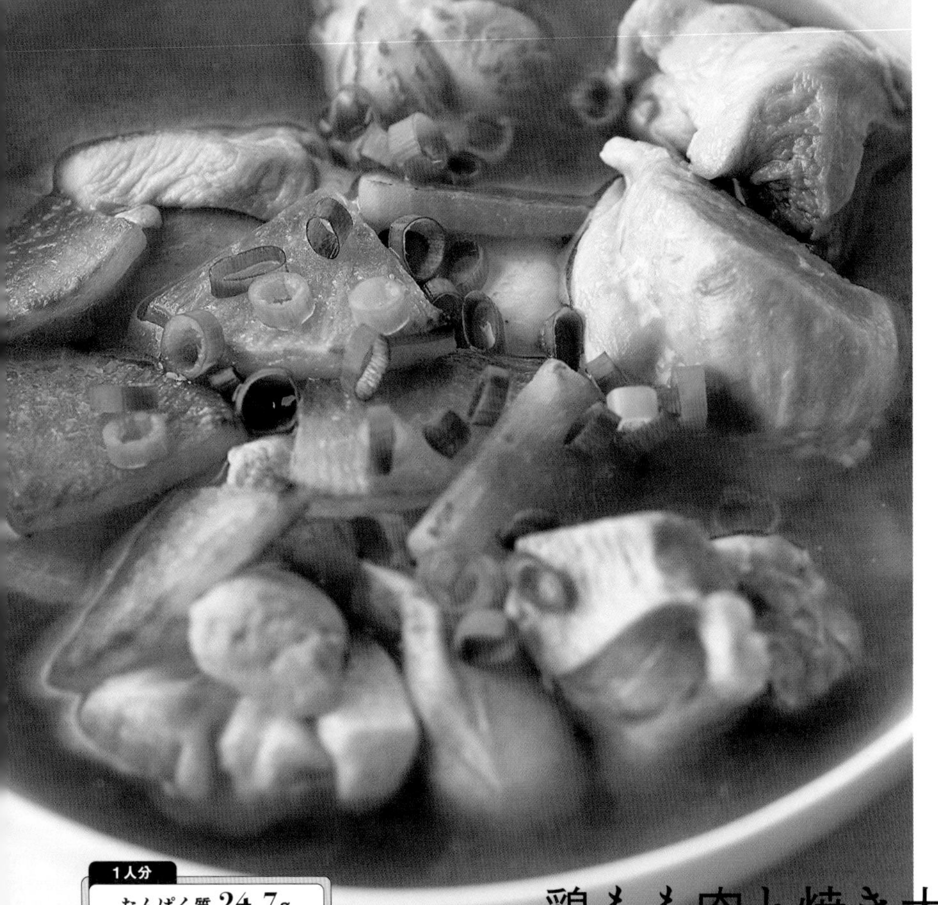

1人分

たんぱく質 24.7g

224kcal / 糖質 2.4g

鶏もも肉と焼き大根のしょうゆスープ

ごま油で焼いた大根の香ばしさが、スープにうつってコク十分。
鶏肉も炒めてうまみアップ、しょうゆ味でほっとするおいしさです。

材料 2人分

- 鶏もも肉（皮なし・3cm角に切り、塩をもみ込む）… 1枚（250g）
- 塩 … 小さじ$1/4$

大根（3mm幅のいちょう切り）… 2cm（100g）

A
- 水 … 2$1/2$カップ
- しょうゆ、酒 … 各大さじ1

ごま油 … 小さじ2

万能ねぎ（小口切り）… 適量

作り方

1 鍋にごま油を熱し、大根の両面を中火で薄く焼き色がつくまで焼き、鶏肉を加えて色が変わるまで炒め、**A**を加えて煮立ったらふたをして弱めの中火で5分煮る。

2 器に盛り、万能ねぎをのせる。

チキポテカレースープ

カレー粉にウスターソースも加えた、スパイシーなひと皿。
糖質高めのじゃがいもは、細く切ると少量でも満足感が出ます。

1人分
たんぱく質 25g
258kcal / 糖質 7.1g

材料 2人分

鶏もも肉（皮なし・3cm角に切る）… 1枚（250g）
じゃがいも（8mm角の棒状に切る）… 1個（100g）
A 水 … 2 1/2カップ
　ウスターソース … 大さじ1
　カレー粉 … 小さじ2
　塩 … 小さじ1/2
オリーブ油 … 小さじ2
パセリ（みじん切り）… 適量

作り方

1 鍋にオリーブ油を熱し、鶏肉、じゃがいもを中火で肉の色が変わるまで炒め、**A**を加え、煮立ったらふたをして弱めの中火で7〜8分煮る。

2 器に盛り、パセリをのせる。

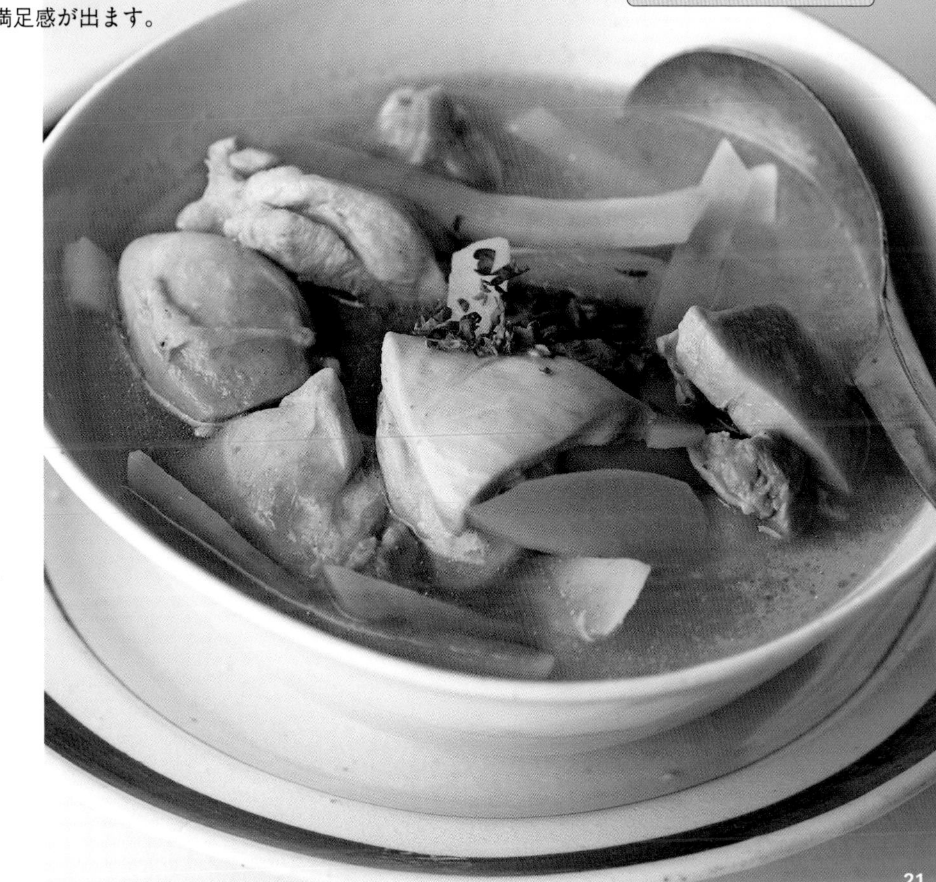

鶏もも肉とトマトのナンプラースープ

ナンプラー＋レモンの酸味で、あと味すっきりのアジア風。
鶏肉とトマトは小さく切ってかさを増し、食べごたえを出します。

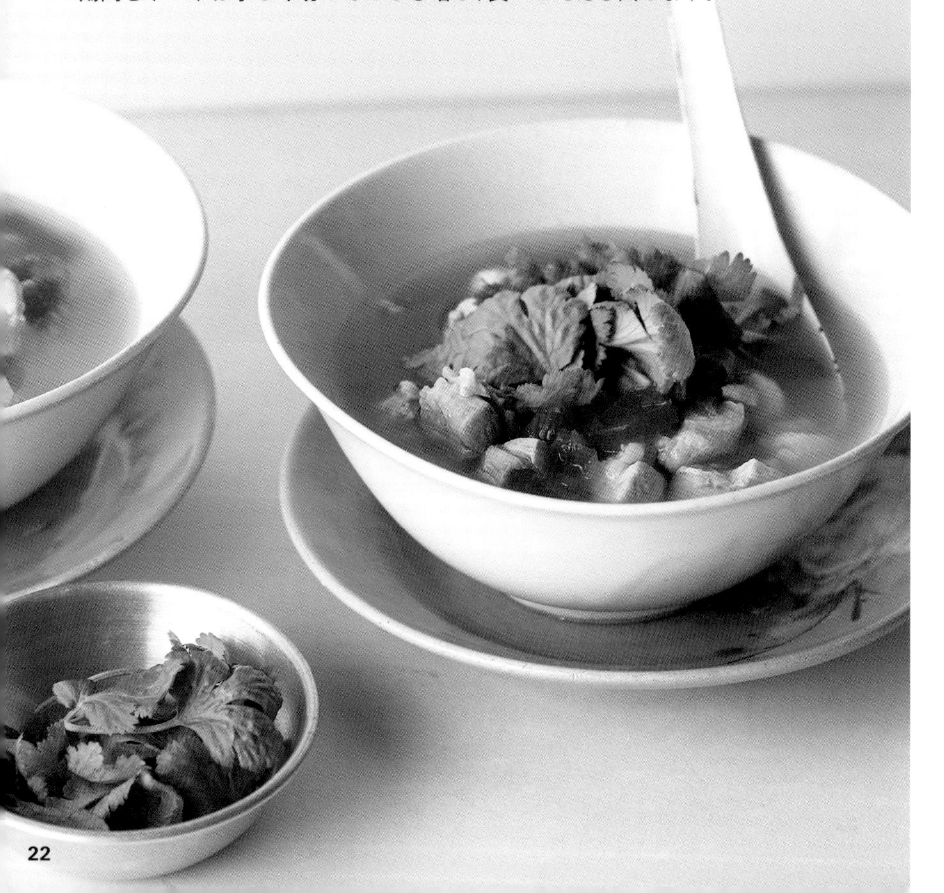

材料 2人分

鶏もも肉（皮なし・1.5cm角に切る）…1枚（250g）
トマト（1.5cm角に切る）… 1個（150g）
A 水 … 2 ½ カップ
　ナンプラー、レモン汁 … 各大さじ1
　赤唐辛子（小口切り）… ½本
パクチー（ざく切り）… 適量

作り方

1 鍋にトマト、**A**を入れて火にかけ、煮立ったら鶏肉を加え、ふたをして弱めの中火で6〜7分煮る。

2 器に盛り、パクチーをのせる。

1人分
たんぱく質 25.2g
180kcal / 糖質 3.7g

チキンガリバタクリームスープ

クリーミーな白いスープに、ガツンとにんにくでスタミナを増強。
たんぱく源の鶏ももは粉をまぶし、うまみをしっかりとじ込めます。

1人分
たんぱく質 27.7g
267kcal / 糖質 9.1g

材料 2人分

鶏もも肉（皮なし・6等分に切り、
　Aを順にもみ込む）… 1枚（250g）

A | 塩、黒こしょう … 各ひとつまみ
　| 片栗粉 … 小さじ2

白菜（横5mm幅に切る）… $\frac{1}{2}$枚（50g）
にんにく（薄切り）… 1かけ

B | 水 … 1 $\frac{1}{2}$カップ
　| 塩 … 小さじ$\frac{1}{2}$

牛乳 … 1カップ
バター … 5g
黒こしょう … 適量

作り方

1 鍋にバターを溶かし、鶏肉、にんにくを中火で肉に薄く焼き色がつくまで焼き、肉を裏返して白菜、**B**を加え、煮立ったらふたをして弱めの中火で5分煮る。

2 牛乳を加えて沸騰直前まで温め、器に盛って黒こしょうをふる。

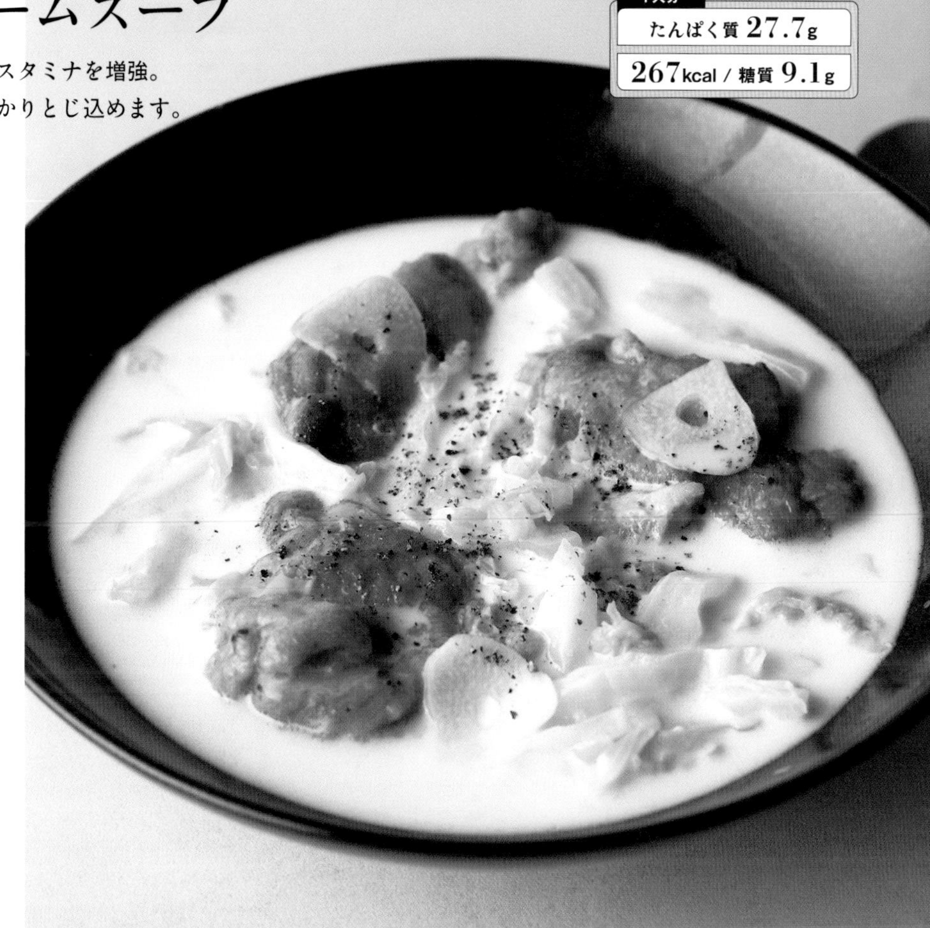

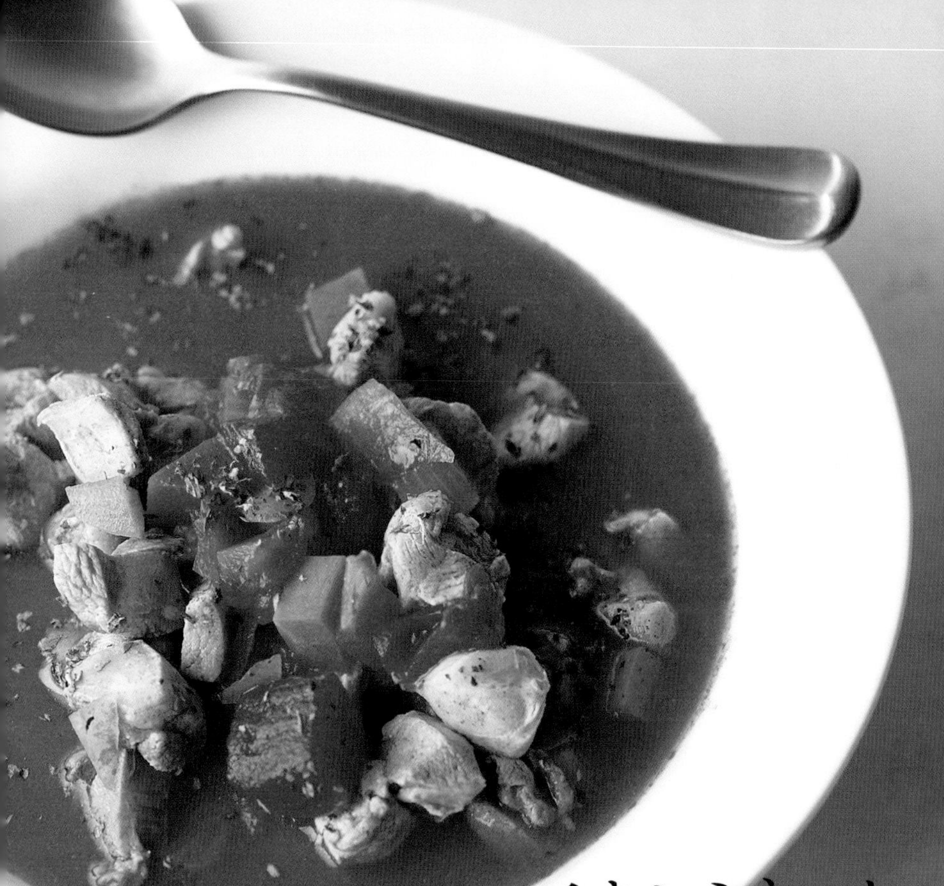

材料 2人分

鶏もも肉（皮なし・1.5cm角に切る）… 1枚（250g）
玉ねぎ（1cm角に切る）… $\frac{1}{4}$個（50g）
にんじん（1cm角に切る）… $\frac{1}{3}$本（50g）

A
水 … 1 $\frac{1}{2}$カップ
酒 … 大さじ1

B
カットトマト缶 … $\frac{1}{2}$缶（200g）
塩 … 小さじ1

ドライバジル … 小さじ$\frac{1}{2}$

作り方

1. 鍋に玉ねぎ、にんじん、**A**を入れて火にかけ、煮立ったら鶏肉、**B**を加え、ふたをして弱めの中火で6～7分煮る。
2. 器に盛り、バジルをふる。

1人分
たんぱく質 25.2g
206kcal / 糖質 6.9g

チキンミネストローネ

定番のベーコンを鶏肉にし、たんぱく質を強化。玉ねぎとにんじんは少量にして糖質カット。低カロリーでおなじみの味を再現しました。

材料 2人分

鶏もも肉（皮なし・1.5cm角に切る）… 1枚（250g）
玉ねぎ（薄切り）… 1個（200g）
しょうゆ … 大さじ1
A 水 … 2 $\frac{1}{2}$ カップ
　塩、黒こしょう … 各小さじ $\frac{1}{4}$
バター … 10g
ピザ用チーズ … 大さじ3

作り方

1. 鍋にバターを溶かし、玉ねぎを中火でしんなり炒め、しょうゆを加えてくったりするまで3～4分炒め、鶏肉を加えて色が変わるまで炒める。
2. Aを加え、煮立ったらふたをして弱めの中火で4～5分煮、器に盛ってチーズをのせる。

1人分
たんぱく質 29.7g
296kcal / 糖質 8.2g

オニオングラタン風チキンスープ

玉ねぎにしょうゆを加えてあめ色に炒め、簡単オニオングラタンスープに。
じっくり煮込んだ風の味わいなので、チーズは少量でも満足感たっぷりです。

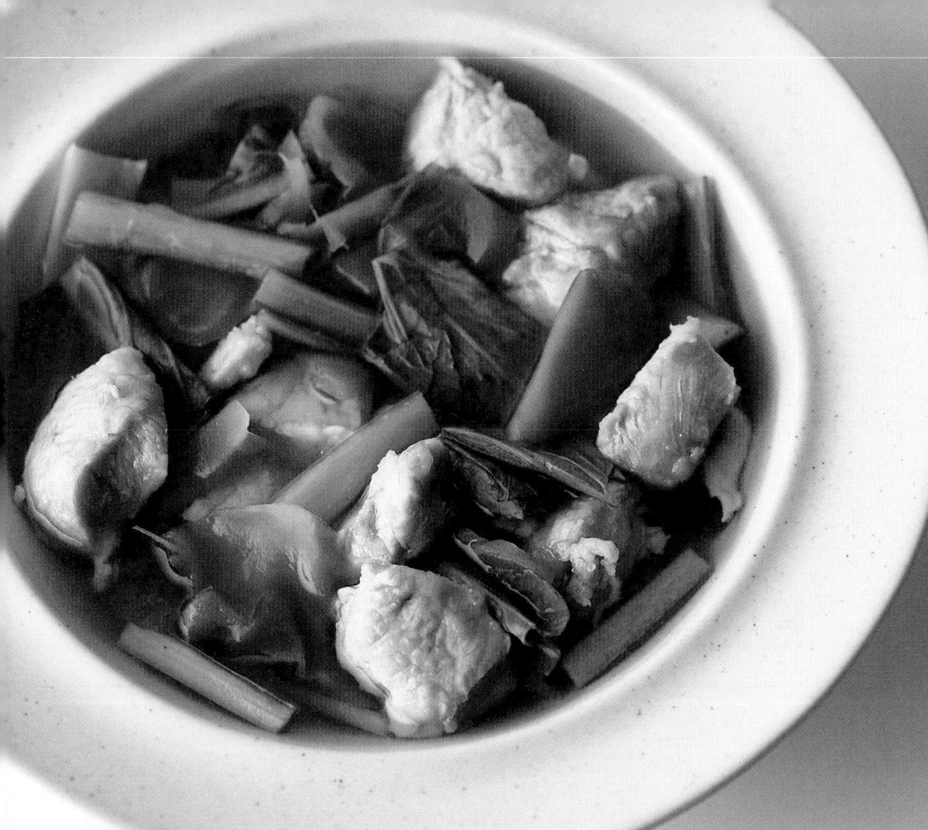

材料 2人分

鶏ささみ（筋を除いて2cm幅に切り、
Aを順にもみ込む）… 3本（180g）

A | 塩、砂糖 … 各ひとつまみ
片栗粉 … 小さじ1

小松菜（3cm幅に切る）… 2株（80g）

味つきザーサイ（びん詰）… 約$\frac{1}{3}$びん（30g）

B | 水 … 2$\frac{1}{2}$カップ
しょうゆ … 小さじ2
塩 … 小さじ$\frac{1}{4}$

作り方

1 鍋にザーサイ、**B**を入れて火にかけ、煮立ったらささみを加え、ふたをして弱めの中火で4分煮る。

2 小松菜を加え、1分煮る。

1人分
たんぱく質 26.6g
135kcal / 糖質 2.4g

ささみと小松菜のザーサイスープ

ささみは加熱時間を短くしてやわらかく、低糖質の小松菜はさっと煮て
食感よく仕上げます。味つけは、ザーサイの塩けとうまみでシンプルに。

材料 2人分

鶏ささみ（筋を除いて1cm幅のそぎ切りにし、Aを順にもみ込む）… 3本（180g）

A | 塩、砂糖 … 各ひとつまみ
| 片栗粉 … 小さじ1

カットわかめ（乾燥）… 小さじ1

B | 水 … 2 $1/2$ カップ
| 削り節 … 1袋（4g）
| ごま油 … 小さじ1
| 塩 … 小さじ $2/3$

白いりごま … 適量

作り方

1 鍋にわかめ、Bを入れて火にかけ、煮立ったらささみを加え、ふたをして弱めの中火で4分煮る。

2 器に盛り、いりごまをふる。

1人分

たんぱく質 26.8g

151kcal / 糖質 1.8g

ささみとわかめのおかかスープ

100gあたり23.9gと高たんぱくで低脂肪のささみに、わかめを合わせてカロリーオフ。たんぱく源の削り節は、だしと具の2役。ごま油も香ります。

ささみとパプリカのガパオスープ

1人分
たんぱく質 27.1g
152kcal / 糖質 6.5g

パプリカは角切りにして食べごたえを出し、ささみは粉をまぶして
つるんとした食感に。どっさりのバジルの香りが楽しめるアジア風。

材料 2人分

鶏ささみ（筋を除いて1.5cm角に切り、
Aを順にもみ込む）… 3本（180g）

A
- 塩、砂糖 … 各ひとつまみ
- 片栗粉 … 小さじ1

赤パプリカ（1.5cm角に切る）… 小$\frac{1}{2}$個（60g）
玉ねぎ（1.5cm角に切る）… $\frac{1}{4}$個（50g）

B
- 水 … 2$\frac{1}{2}$カップ
- ナンプラー … 大さじ1
- オイスターソース … 小さじ2
- 赤唐辛子（小口切り）… 1本

バジルの葉（ちぎる）… 10枚

作り方

1 鍋にパプリカ、玉ねぎ、**B**を入れて火にかけ、煮立ったらささみを加え、ふたをして弱めの中火で4分煮る。

2 火を止めてバジルを加え、器に盛ってバジル（分量外）を添える。

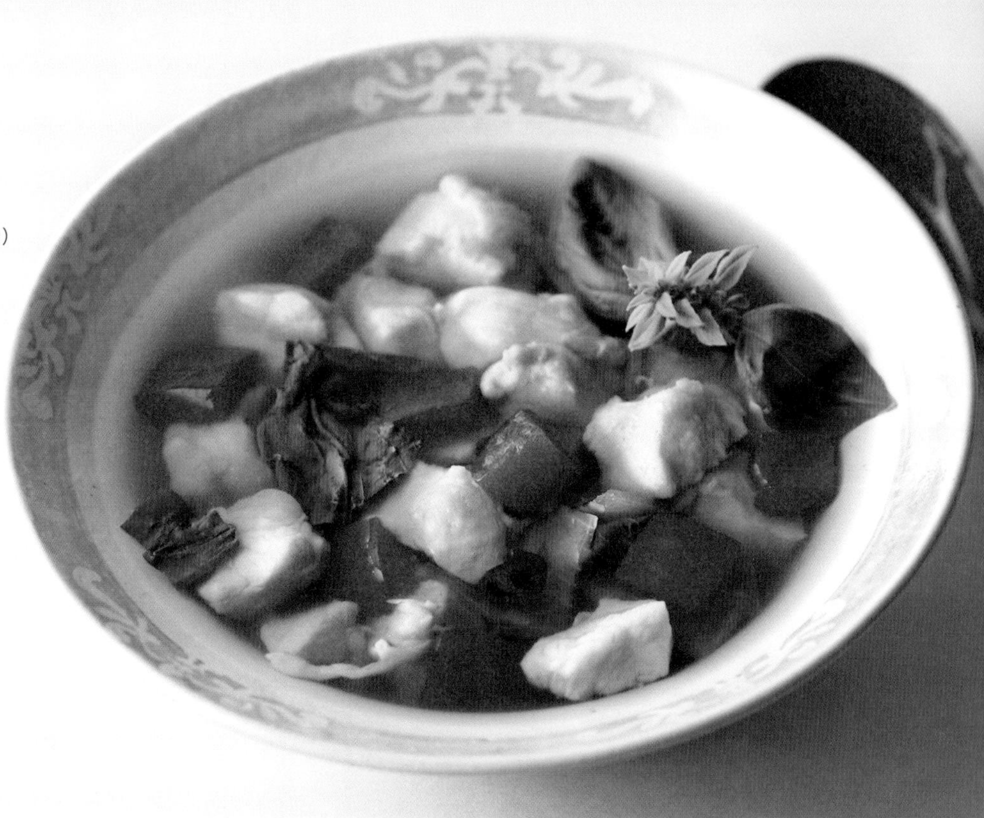

砂肝としょうがの台湾スープ

1人分
たんぱく質 17.4g
131kcal / 糖質 3.7g

台湾でおなじみのもつとねぎ、しょうが入りスープを砂肝でアレンジ。
低カロリーでかみごたえがある砂肝は、腹持ちもよくダイエットに◎。

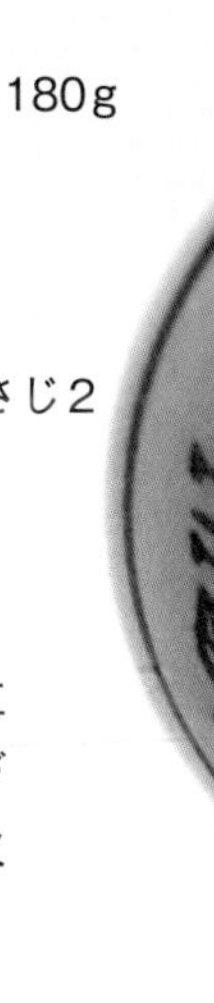

材料 2人分

砂肝（銀皮を除き、3等分のそぎ切り）… 180g
長ねぎ（斜め薄切り）… 1本
しょうが（せん切り）… 1かけ
A 水 … 2 $\frac{1}{2}$ カップ
酒、鶏ガラスープの素 … 各小さじ2
ごま油 … 小さじ1

作り方

1 鍋に**A**を入れて火にかけ、煮立ったら砂肝、長ねぎ、しょうがを加え、ふたをして弱めの中火で5分煮る。

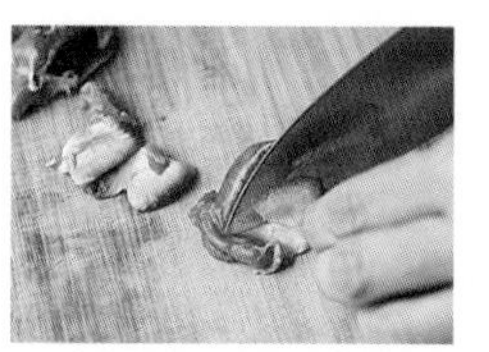

砂肝はかたい銀皮（青白い膜）の部分を薄くそぐようにして除き、口あたりをよくする。気にならなければ、切り込みを3～4本入れてそのまま食べても。

豚もも肉のトマトチゲスープ

赤身の豚もも肉は、100gあたり21.5gの高たんぱく食材。5分以上煮ないのが、やわらかくおいしく仕上げるコツ。トマト＆キムチでうまみも最強です。

1人分
たんぱく質 23.7g
183kcal / 糖質 5.1g

ポークチクリーム ジンジャースープ

ブロッコリーでたんぱく質を補給。糖質やや多めの牛乳は、水で割るのがミソ。しょうがでぽかぽか、代謝も上がります。

1人分
たんぱく質 28.5g
254kcal / 糖質 8.3g

豚もも肉のトマトチゲスープ

材料 2人分

豚もも薄切り肉（1cm幅に切る）… 6枚（200g）
トマト（8等分のくし形切り）… 1個（150g）
白菜キムチ … ½カップ（100g）
A 水 … 2 ½カップ
　しょうゆ … 小さじ2
　塩 … 小さじ½
万能ねぎ（2cm幅の斜め切り）… 適量

作り方

1 鍋にトマト、キムチ、Aを入れて火にかけ、煮立ったら豚肉を加え、ふたをして弱めの中火で4分煮る。

2 器に盛り、万能ねぎをのせる。

ポーククリームジンジャースープ

材料 2人分

豚もも薄切り肉（1cm幅に切る）… 6枚（200g）
ブロッコリー（小房に分ける）… ½株（120g）
A 水 … 1 ½カップ
　固形スープの素 … 1個
　しょうが（すりおろす）… 小さじ2
牛乳 … 1カップ
黒こしょう … 適量

作り方

1 鍋にブロッコリー、Aを入れて火にかけ、煮立ったらふたをして中火で3分煮、豚肉を加えて弱めの中火で3分煮る。

2 牛乳を加えて沸騰直前まで温め、器に盛って黒こしょうをふる。

厚揚げ入りピリ辛豚汁

豚肉＆たっぷりの厚揚げで、たんぱく質がダブルでとれます。
厚揚げは、湯通しすればカロリーオフに。ゆずこしょうで代謝もアップ。

1人分
たんぱく質 29.1g
268kcal / 糖質 5.4g

豚もも肉とキャベツのアンチョビペッパースープ

アンチョビのうまみ、塩けがきいた洋風スープ。キャベツの食物繊維でお通じすっきり。黒こしょうのピリッがアクセントです。

1人分
たんぱく質 23.4g
221kcal / 糖質 3.2g

厚揚げ入りピリ辛豚汁

材料 2人分

豚もも薄切り肉（2cm幅に切る）… 6枚（200g）
厚揚げ（1cm角に切る）… 1枚（150g）
水 … 2 1/2カップ
A みそ … 大さじ2
ゆずこしょう … 小さじ1/3
万能ねぎ（小口切り）… 適量

作り方

1 鍋に厚揚げ、水を入れて火にかけ、煮立ったらふたをして中火で2分煮、豚肉を加えて弱めの中火で3分煮、**A**を溶く。

2 器に盛り、万能ねぎをのせる。

豚もも肉とキャベツのアンチョビペッパースープ

材料 2人分

豚もも薄切り肉（3cm幅に切る）… 6枚（200g）
キャベツ（3cm角に切る）… 2枚（100g）
にんにく（みじん切り）… 1かけ
A 水 … 2 1/2カップ
酒 … 大さじ1
B アンチョビ（フィレ・たたく）… 3枚（9g）
塩、黒こしょう … 各小さじ1/2
オリーブ油 … 小さじ2
黒こしょう … 適量

作り方

1 鍋にオリーブ油、にんにくを入れて弱火にかけ、香りが出たらキャベツ、**A**を加えて中火にし、煮立ったら豚肉、**B**を加えてふたをして弱めの中火で4分煮る。

2 器に盛り、黒こしょうをふる。

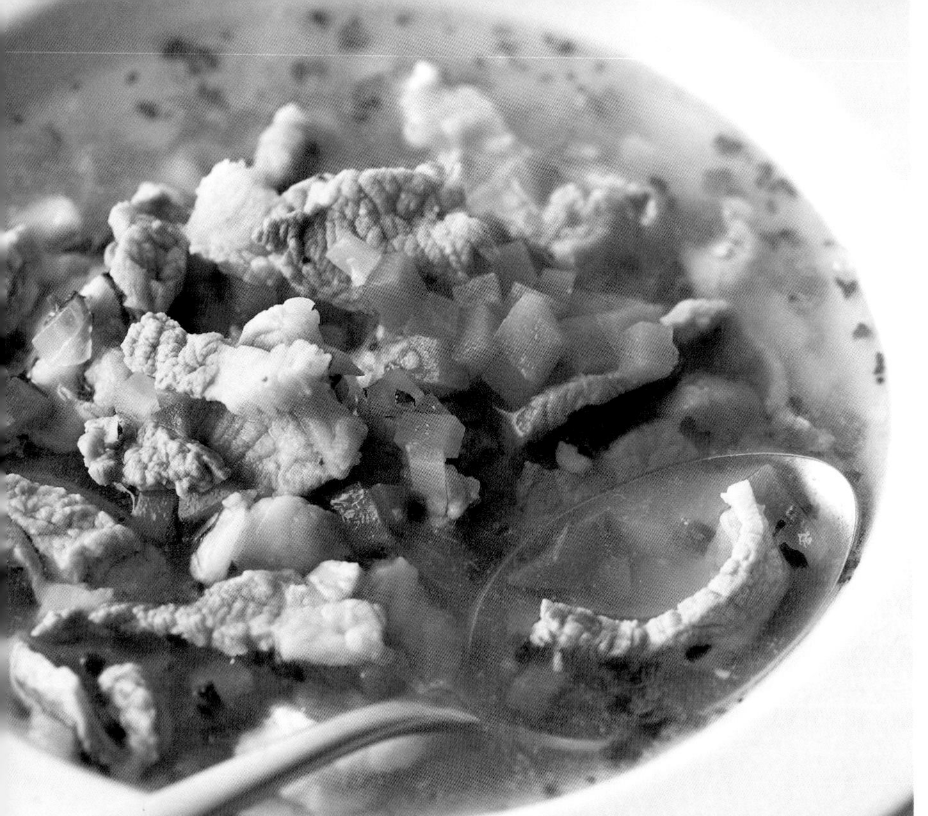

1人分

たんぱく質 22.3g

218kcal / 糖質 5g

豚もも肉とにんじんの塩ミネストローネ

野菜は細かく切って食感を楽しみ、炒めてコク出しすれば満足感も◎。
トマトを塩味にアレンジすることで、ぐっと糖質が下がります。

材料 2人分

豚もも薄切り肉(1cm幅に切る)… 6枚(200g)

A
- にんじん(粗みじん切り)… 1/2本(75g)
- 玉ねぎ(粗みじん切り)… 1/4個(50g)
- 塩 … ひとつまみ

にんにく(みじん切り)… 1かけ

B
- 水 … 2 1/2カップ
- 塩 … 小さじ1
- ドライバジル … 小さじ1/2

オリーブ油 … 小さじ2

作り方

1 鍋にオリーブ油、にんにくを入れて弱火にかけ、香りが出たら**A**を加えて中火でしんなり炒め、**B**を加えて煮立ったら豚肉を加え、ふたをして弱めの中火で4分煮る。

豚もも肉とえのきのサンラータン

1人分
たんぱく質 23.5g
181kcal / 糖質 6.1g

低カロリー＆食物繊維たっぷりのえのきが入って、麺がなくても
物足りなさはナシ。酸味がきいたスープは、好みでラー油を足しても。

材料 2人分

豚もも薄切り肉（5mm幅に切る）… 6枚（200g）
えのきだけ（長さを3等分に切る）… 1袋（100g）
水 … 2 $\frac{1}{2}$ カップ
A | 酢 … 大さじ2
しょうゆ … 小さじ2
鶏ガラスープの素 … 小さじ1
B | 片栗粉、水 … 各小さじ2
パクチー（ざく切り）… 適量

作り方

1 鍋にえのき、水を入れて火にかけ、煮立ったら豚肉、**A**を加え、ふたをして弱めの中火で4分煮る。

2 混ぜた**B**を加えてとろみをつけ、器に盛ってパクチーをのせる。

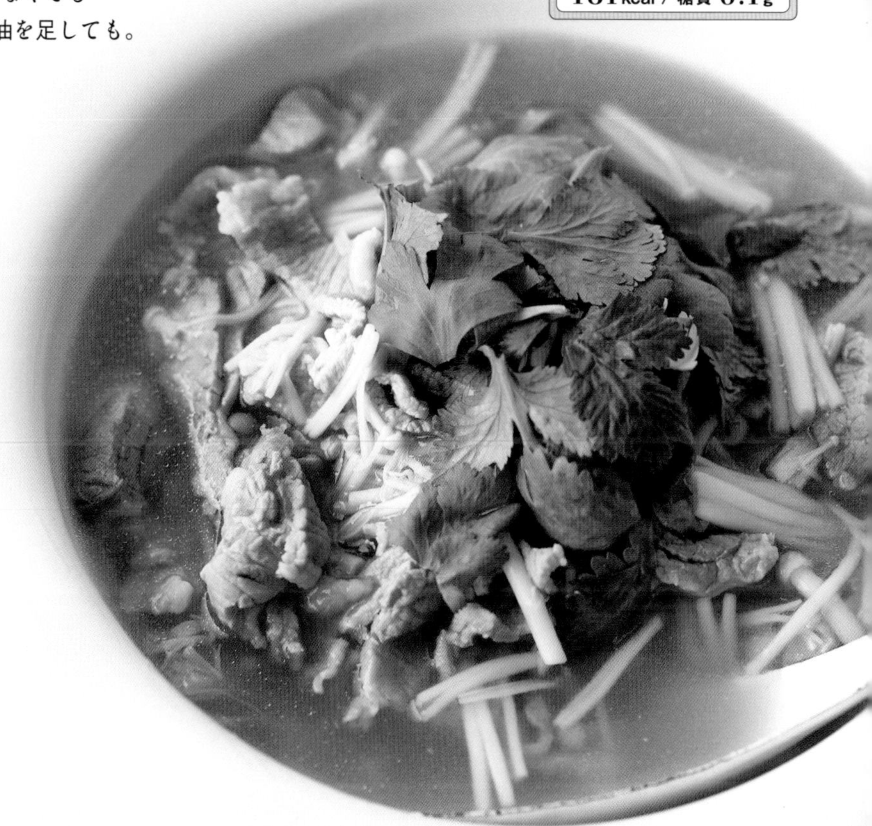

材料 2人分

豚ロース薄切り肉（3cm幅に切る）… 6枚（200g）
レタス（ちぎる）… 2枚
長ねぎ（みじん切り）… ½本
A | 水 … 2 ½カップ
鶏ガラスープの素 … 小さじ2
ごま油、白いりごま … 各小さじ1

作り方

1 鍋に長ねぎ、**A**を入れて火にかけ、煮立ったら豚肉を加え、ふたをして弱めの中火で3分煮る。

2 レタスを加え、さっと煮る。

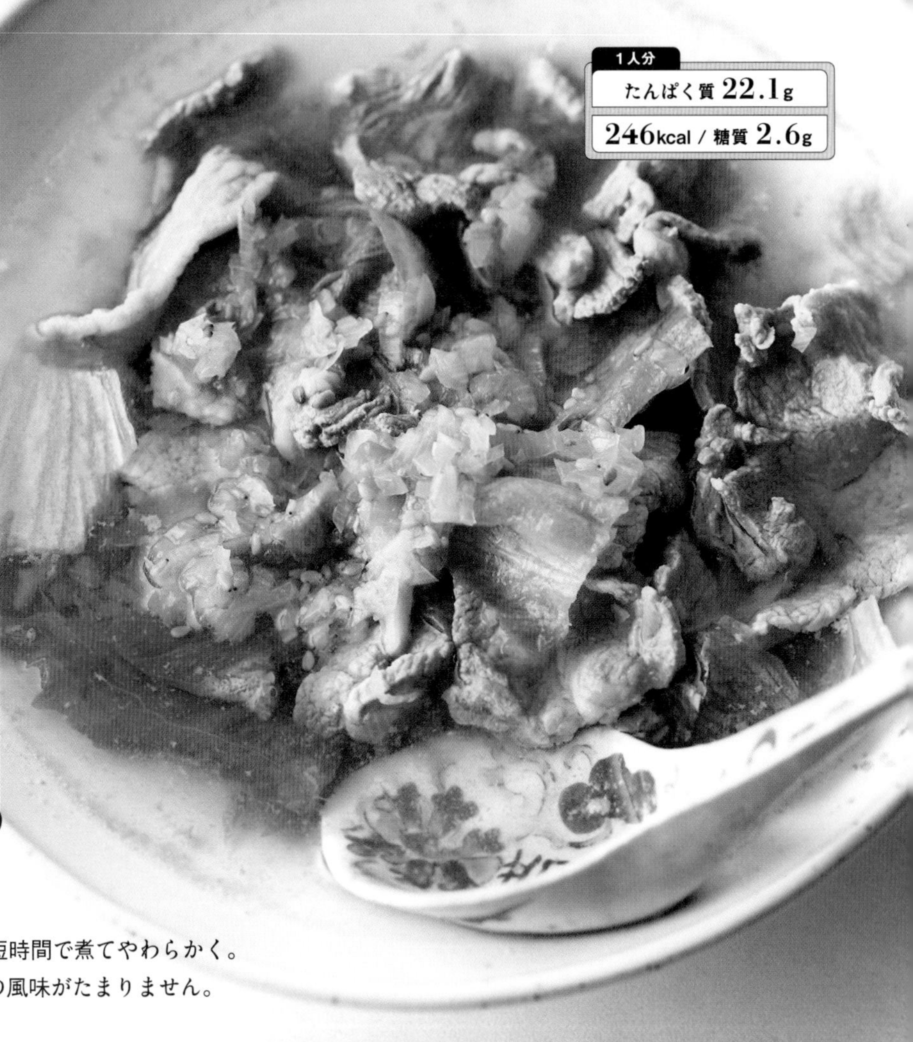

1人分
たんぱく質 22.1g
246kcal / 糖質 2.6g

豚ロース肉とレタスのねぎ塩スープ

100gあたりのたんぱく質量21.1gの豚ロースは、短時間で煮てやわらかく。レタスはさっと加熱し、食感を残して。ねぎとごまの風味がたまりません。

豚ロース肉ボールのポトフ風

1人分
たんぱく質 22.6g
270kcal / 糖質 6.2g

豚肉は丸めて層にし、やわらかい食感に。キャベツは大きめに切って、ごちそう感を出します。透き通ったスープは、バターでコクのある味わい。

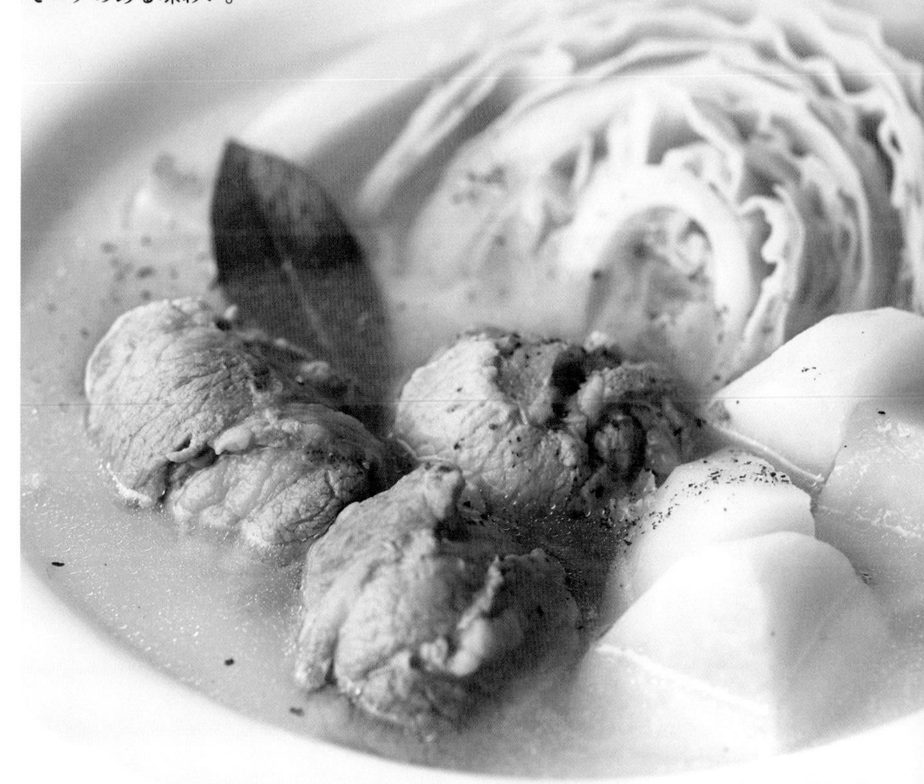

材料 2人分

豚ロース薄切り肉（1枚ずつ丸める）… 6枚（200g）
キャベツ … 3cm幅のくし形切り2切れ（100g）
じゃがいも（8等分に切る）… 1個（100g）

A
- 水 … $2\frac{1}{2}$カップ
- 塩 … 小さじ1
- ローリエ … 1枚
- バター … 5g

黒こしょう … 適量

作り方

1. 鍋にキャベツ、じゃがいも、**A**を入れて火にかけ、煮立ったら豚肉を加え、ふたをして弱めの中火で10分煮る。
2. 器に盛り、黒こしょうをふる。

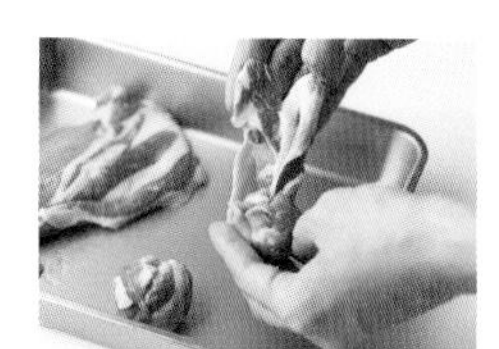

豚肉は1枚ずつ広げ、くるくると丸くまとめる。これで肉が層になり、煮てもやわらかい食感に。

1人分

たんぱく質 23.6g

242kcal / 糖質 6.8g

豚こま肉とアスパラのアーリオ・オーリオスープ

手頃なこま肉に、にんにくを合わせたボリュームスープ。
低糖質なアスパラのアスパラギン酸で、疲労も回復できます。

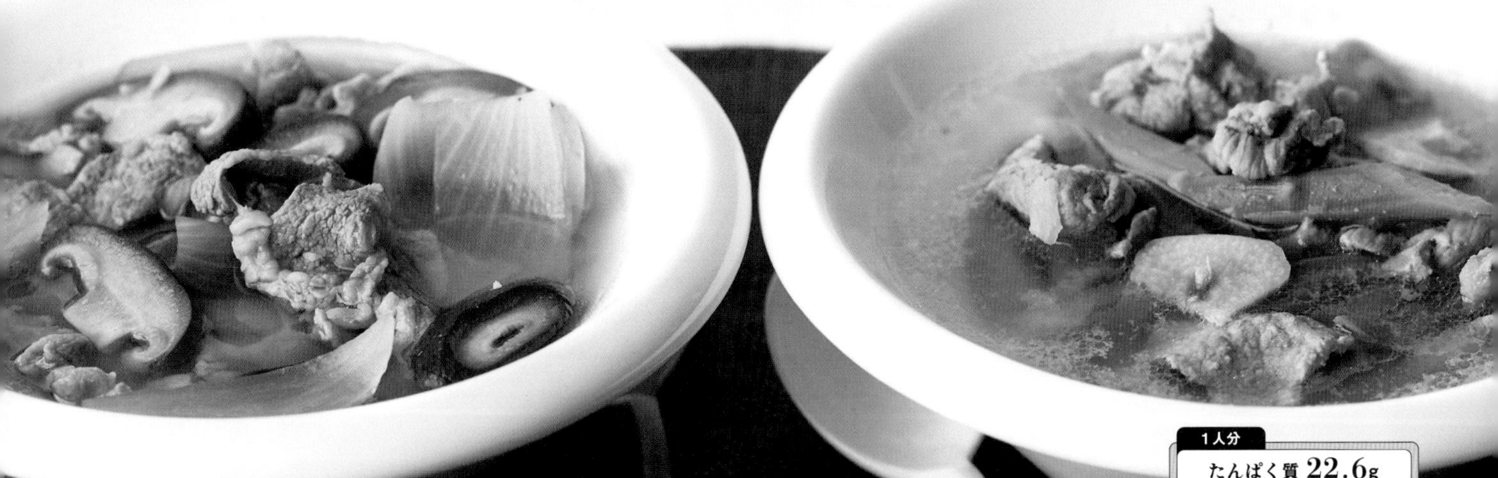

1人分

たんぱく質 22.6g

220kcal / 糖質 2.2g

豚ロース肉のルーローハン風スープ

通常はバラ肉で作るところを、ロース肉でヘルシーに。オイスター＋
しいたけでうまみが詰まったスープは、五香粉（ウーシャンフェン）で本格味です。

豚ロース肉の
ルーローハン風スープ

材料 2人分

豚ロース薄切り肉（3cm幅に切る）… 6枚（200g）
玉ねぎ（1cm幅のくし形切り）… 1/2個（100g）
生しいたけ（軸を除き、薄切り）… 2枚
A | 水 … 2 1/2カップ
オイスターソース、しょうゆ … 各大さじ1
にんにく（すりおろす）… 小さじ1/2
五香粉（ウーシャンフェン）… 小さじ1/4

作り方

1 鍋に玉ねぎ、しいたけ、**A**を入れて火にかけ、煮立ったらふたをして中火で3分煮、豚肉を加えて弱めの中火で3分煮る。

豚こま肉とアスパラの
アーリオ・オーリオスープ

材料 2人分

豚こま切れ肉 … 200g
グリーンアスパラ（下のかたい皮をむき、3cm幅の斜め切り）… 2本（40g）
にんにく（薄切り）… 1かけ
A | 水 … 2 1/2カップ
鶏ガラスープの素 … 小さじ2
黒こしょう … ひとつまみ
オリーブ油 … 小さじ2

作り方

1 鍋にオリーブ油、にんにくを入れて弱火にかけ、香りが出たら**A**、アスパラを加えて中火にし、煮立ったら豚肉を加えてふたをして弱めの中火で3分煮る。

豚こま肉とめかぶの塩昆布スープ

食物繊維豊富なめかぶに、低糖質野菜の代表・豆苗をプラス。
塩昆布とめかぶのダブルのうまみで、ほっとする味わいです。

1人分
たんぱく質 24g
180kcal / 糖質 2.1g

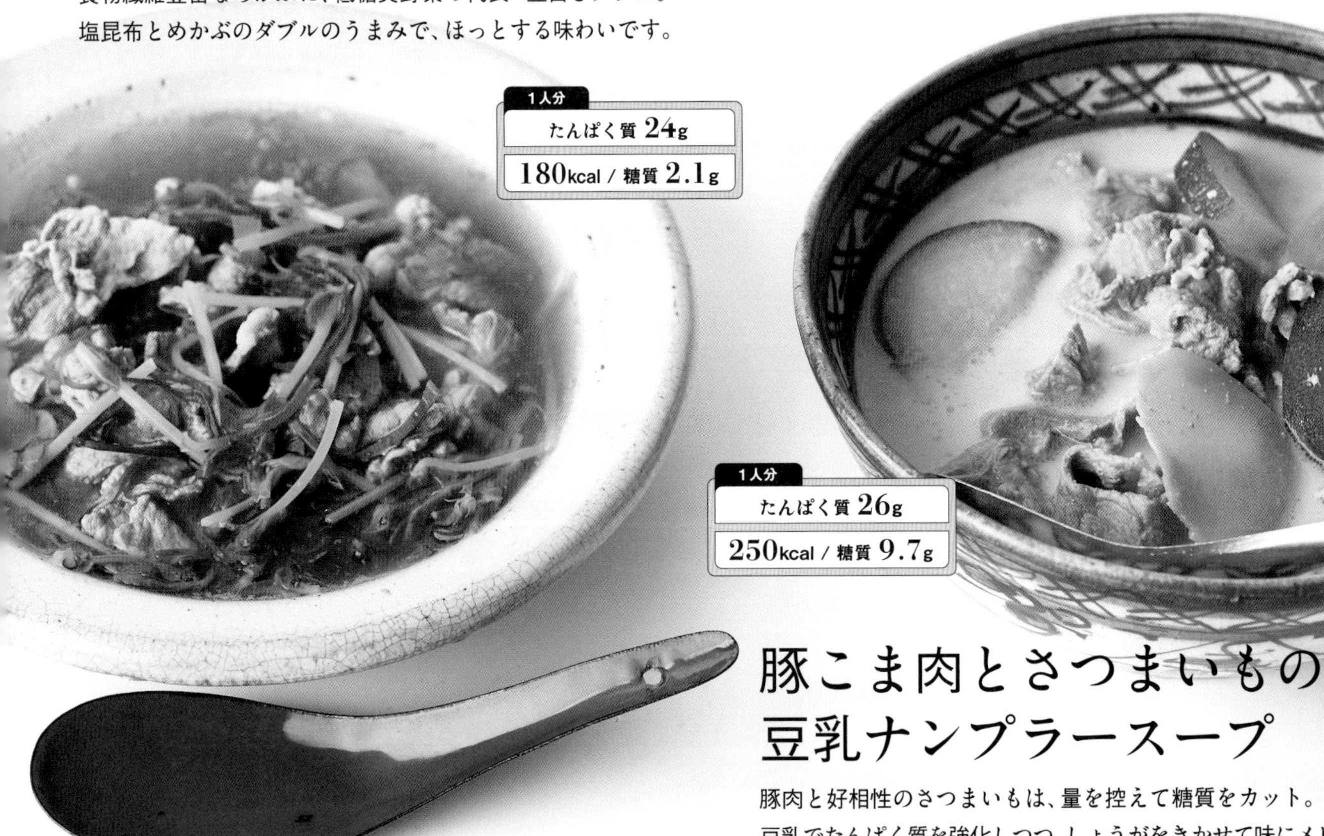

1人分
たんぱく質 26g
250kcal / 糖質 9.7g

豚こま肉とさつまいもの豆乳ナンプラースープ

豚肉と好相性のさつまいもは、量を控えて糖質をカット。
豆乳でたんぱく質を強化しつつ、しょうがをきかせて味にメリハリを。

豚こま肉とめかぶの塩昆布スープ

材料 2人分

豚こま切れ肉 … 200g
めかぶ（味つき）… 2パック（80g）
豆苗（長さを3等分に切る）… $\frac{1}{2}$袋
A | 水 … 2 $\frac{1}{2}$カップ
塩昆布 … 大さじ1
しょうゆ … 小さじ2

作り方

1 鍋に**A**を入れて火にかけ、煮立ったらふたをして中火で3分煮、豚肉を加えて弱めの中火で3分煮る。

2 めかぶ（汁ごと）、豆苗を加え、さっと煮る。

豚こま肉とさつまいもの豆乳ナンプラースープ

材料 2人分

豚こま切れ肉 … 200g
さつまいも（皮ごと5mm幅の半月切り）… 小$\frac{1}{4}$本（50g）
A | 水 … 1 $\frac{1}{2}$カップ
しょうが（薄切り）… 1かけ
ナンプラー … 小さじ2
豆乳（成分無調整のもの）… 1カップ

作り方

1 鍋にさつまいも、**A**を入れて火にかけ、煮立ったらふたをして中火で3分煮、豚肉を加えて弱めの中火で3分煮る。

2 豆乳を加え、沸騰直前まで温める。

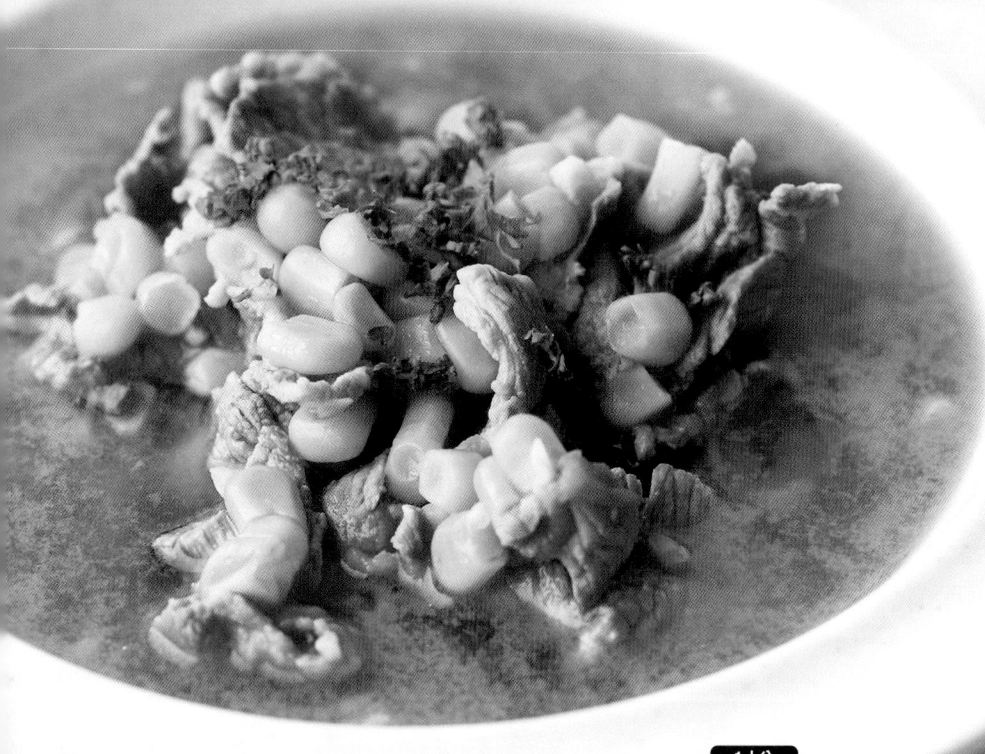

豚こま肉とコーンのバターしょうゆスープ

人気のバターしょうゆ味に、にんにくでパンチをきかせました。
糖質多めのコーンは少量でも、バターで濃厚な味わい。

1人分
たんぱく質 23.6g
249kcal / 糖質 8.8g

材料 2人分

豚こま切れ肉 … 200g
ホールコーン（缶詰・汁けをきる）… 100g
にんにく（みじん切り）… 1かけ
水 … 2 1/2カップ
A しょうゆ … 大さじ1
　塩 … 小さじ1/4
バター … 10g
パセリ（みじん切り）… 適量

作り方

1 鍋にバター、にんにくを入れて弱火にかけ、香りが出たらコーンを加えて中火で薄く焼き色がつくまで炒め、水を加えて煮立ったら豚肉、**A**を加え、ふたをして弱めの中火で3分煮る。

2 器に盛り、パセリをのせる。

豚こま肉のポークチャップ風スープ

1人分
たんぱく質 22.8g
253kcal / 糖質 9.8g

コクのある豚こまに、ケチャップ＋ウスターソースでお腹にずしっと。
たんぱく質豊富なグリーンピースは、彩りのアクセントにも。

材料 2人分

豚こま切れ肉 … 200g
玉ねぎ（薄切り）… 1/4個（50g）
グリーンピース（冷凍）… 小さじ2
A
水 … 2 1/2カップ
固形スープの素 … 1個
ケチャップ … 大さじ2
ウスターソース … 小さじ1
オリーブ油 … 小さじ2

作り方

1 鍋にオリーブ油を熱し、玉ねぎを中火でしんなり炒め、**A**を加えて煮立ったら豚肉、グリーンピースを加え、ふたをして弱めの中火で3分煮る。

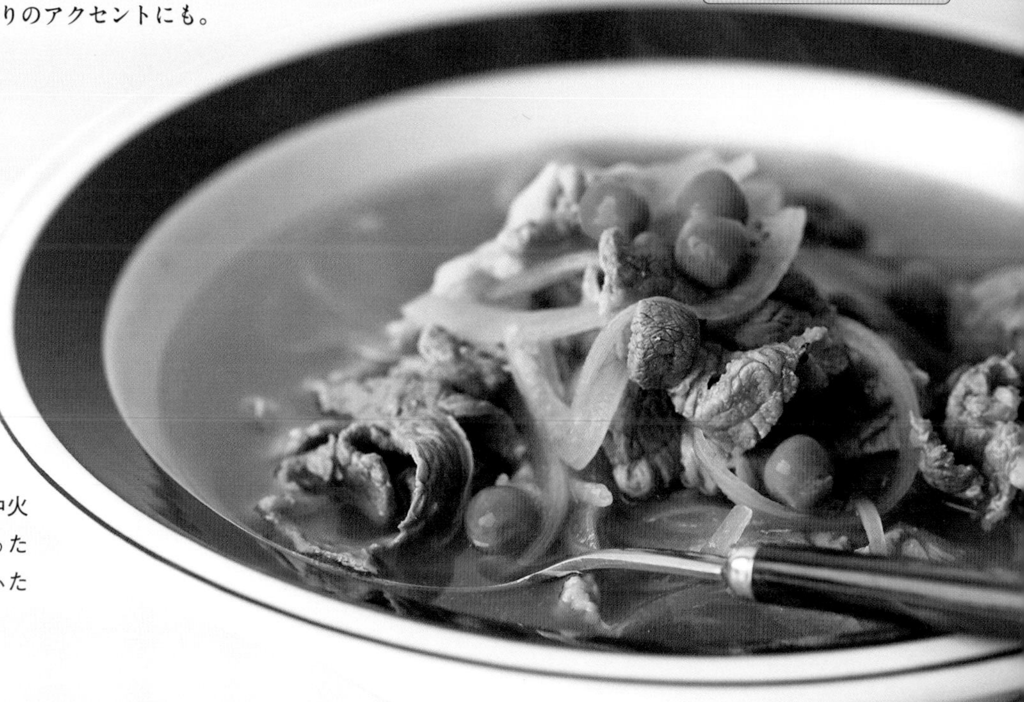

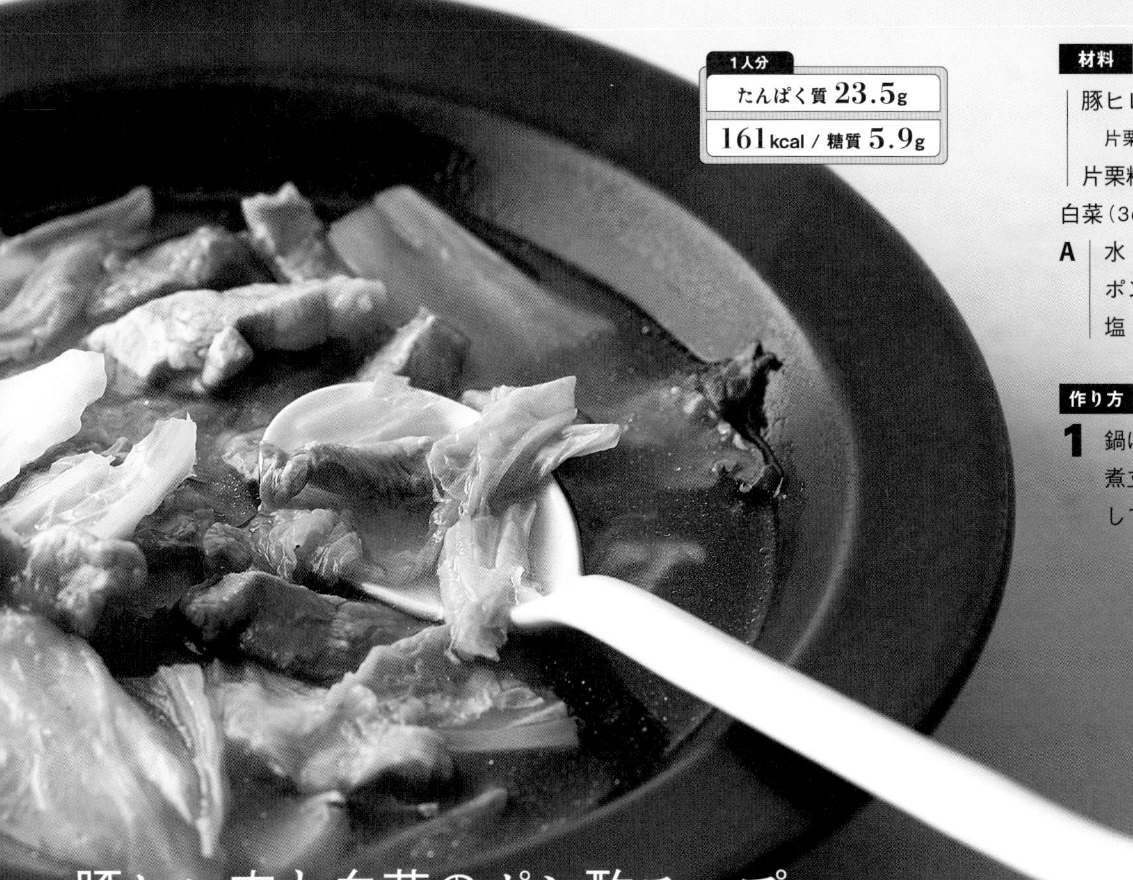

豚ヒレ肉と白菜のポン酢スープ

100gあたり22.2gと高たんぱくな豚ヒレ肉は、粉をまぶしてやわらかく。
白菜は水から加えてくったりさせ、その甘みをスープにうつします。

1人分
たんぱく質 23.5g
161kcal / 糖質 5.9g

材料 2人分

- 豚ヒレ肉（1cm角の棒状に切り、片栗粉をもみ込む）… 200g
- 片栗粉 … 小さじ2

白菜（3cm角に切る）… 1枚（100g）

A
- 水 … $2\frac{1}{2}$カップ
- ポン酢じょうゆ … 大さじ3
- 塩 … 小さじ$\frac{1}{2}$

作り方

1 鍋に白菜、**A**を入れて火にかけ、煮立ったら豚肉を加え、ふたをして弱めの中火で4分煮る。

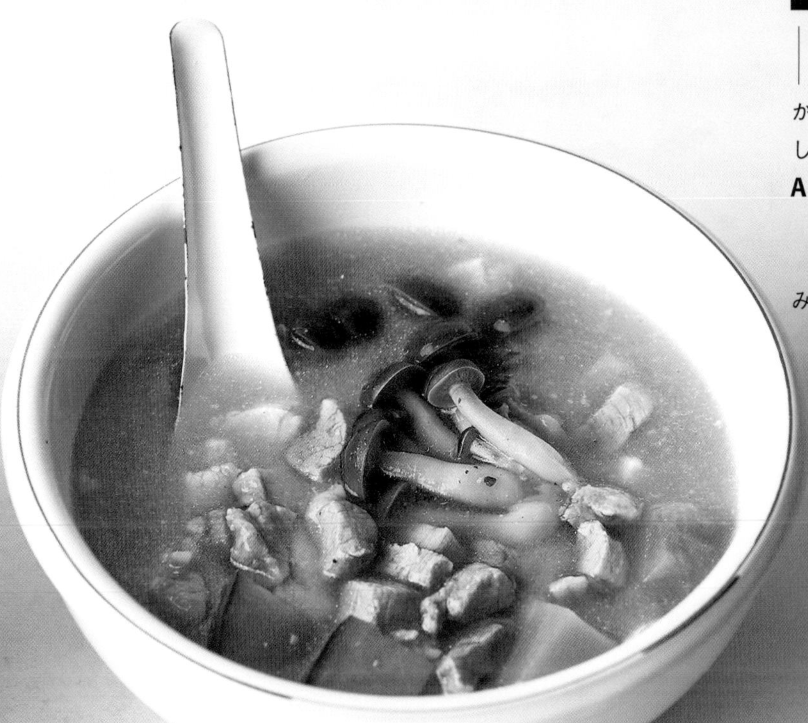

材料 2人分

豚ヒレ肉（1cm角に切り、片栗粉をもみ込む）… 200g
片栗粉 … 小さじ1

かぼちゃ（1cm角に切る）… 50g
しめじ（ほぐす）… 1/2パック（50g）

A
水 … 2 1/2カップ
酒 … 大さじ1
黒こしょう … 小さじ1/2

みそ … 大さじ1 1/2

作り方

1 鍋にかぼちゃ、しめじ、**A**を入れて火にかけ、煮立ったらふたをして中火で3分煮、豚肉を加えて弱めの中火で4分煮、みそを溶く。

1人分
たんぱく質 24.7g
197kcal / 糖質 9.9g

豚ヒレ肉とかぼちゃのペッパーみそスープ

低脂質のヒレ肉も、かぼちゃの甘みとみそのコクで満足度アップ。
キリッと黒こしょうでスパイシーに。しめじの食物繊維で腸活も。

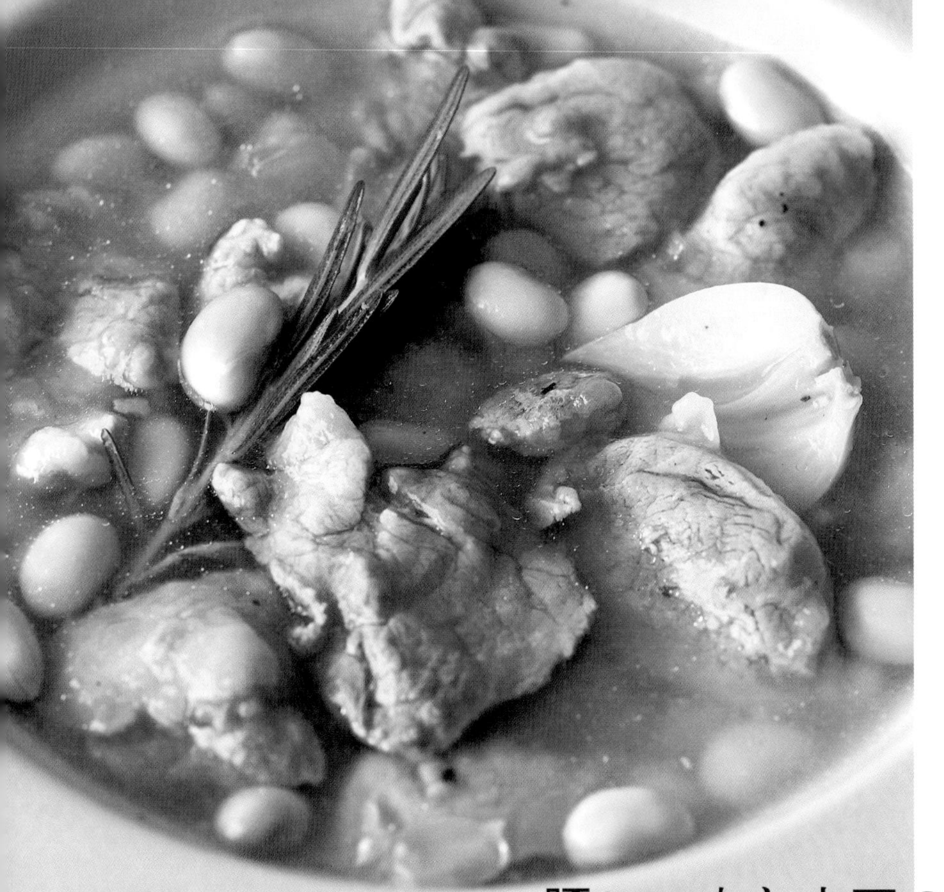

材料 2人分

豚ヒレ肉（ひと口大のそぎ切りにし、片栗粉をもみ込む）… 200g
片栗粉 … 小さじ2

大豆（水煮・汁けをきる）… 100g

A
水 … 2 1/2カップ
にんにく（つぶす）… 1かけ
ローズマリー（生）… 2枝
塩 … 小さじ2/3
黒こしょう … 小さじ1/4

作り方

1 鍋に大豆、Aを入れて火にかけ、煮立ったら豚肉を加え、ふたをして弱めの中火で4分煮る。

豚ヒレ肉と大豆のローズマリースープ

豚肉＆大豆で、ダブルのたんぱく質がこのひと皿にどっさり。
カロリー・糖質ともに0のハーブでリッチな味わいです。

1人分
たんぱく質 28.9g
215kcal / 糖質 4.1g

梅つくねとわかめの和風スープ

100gのたんぱく質量17.5gの鶏ひき肉に梅を混ぜ、さっぱり味のつくねに。
低糖質のきのこや白菜を加え、ボリュームを出してもOKです。

1人分
たんぱく質 16.7g
197kcal / 糖質 4.4g

材料 2人分

A
- 鶏ひき肉（もも）… 180g
- 梅干し（種を除き、たたく）… 2個
- 片栗粉 … 小さじ2

カットわかめ（乾燥）… 小さじ1

B
- 水 … 2 1/2カップ
- 酒 … 大さじ1
- しょうゆ … 小さじ2
- 塩 … 小さじ 1/2

作り方

1 ボウルに**A**を入れ、粘りが出るまで手で練り混ぜ、8等分して丸める。

2 鍋にわかめ、**B**を入れて火にかけ、煮立ったら**1**を加え、ふたをして弱めの中火で7〜8分煮る。

鶏ひき肉とレタスの辛みそスープ

鶏ひきはにんにくとごま油で炒め、コクたっぷりのそぼろに。
低カロリー野菜のレタスは、低糖質の豆苗やきのこにかえても。

1人分
たんぱく質 17.8g
258kcal / 糖質 5.4g

材料 2人分

鶏ひき肉（もも）… 180g
レタス（細切り）… 2枚
にんにく（みじん切り）… 1かけ

A | 水 … 2 $\frac{1}{2}$カップ
　| 酒 … 大さじ1

B | みそ … 大さじ2
　| 豆板醤、塩 … 各小さじ $\frac{1}{4}$

ごま油 … 小さじ2
黒いりごま … 適量

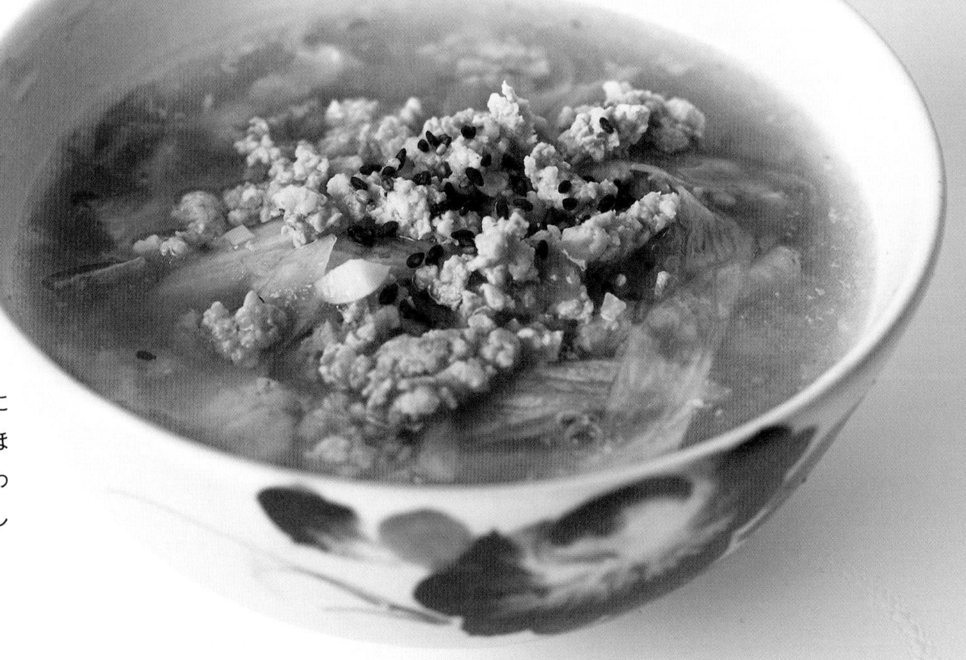

作り方

1 鍋にごま油、にんにくを入れて弱火にかけ、香りが出たらひき肉を加えてほぐしながら中火で炒め、色が半分変わったら**A**を加え、煮立ったらふたをして弱めの中火で3〜4分煮る。

2 レタスを加えてさっと煮、**B**を溶く。器に盛り、いりごまをふる。

粗ほぐしそぼろと春菊のわさびスープ

ひき肉は大きめにほぐして炒め、食べごたえを出すのがポイント。
低糖質・低カロリーの春菊に、わさびを最後に加えて香りを立たせます。

1人分
たんぱく質 16.4g
235kcal / 糖質 2.5g

材料 2人分

鶏ひき肉（もも）… 180g
春菊（3cm幅に切る）… 2株（40g）
A 水 … 2 1/2カップ
　酒 … 大さじ1
　塩 … 小さじ1/2
おろしわさび … 小さじ2
ごま油 … 小さじ2

作り方

1 鍋にごま油を熱し、ひき肉を大きめにほぐしながら中火で炒め、色が半分変わったら**A**を加え、煮立ったらふたをして弱めの中火で3〜4分煮る。

2 春菊を加えてさっと煮、火を止めてわさびを溶く。

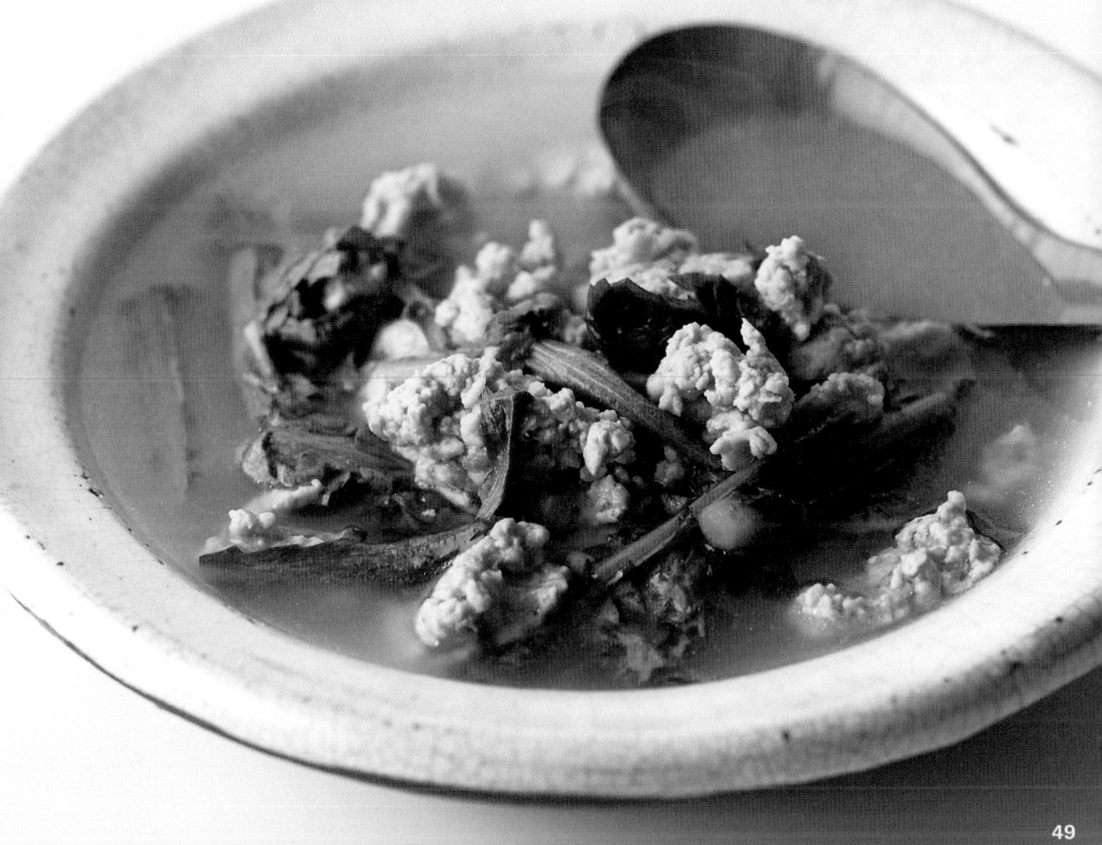

材料 2人分

鶏ひき肉（もも）… 180g
かぶ（茎を2cm残し、6等分のくし形切り）… 2個（140g）
水 … 1 ½カップ
豆乳（成分無調整のもの）… 1カップ
A ｜ コチュジャン、みそ … 各大さじ1

作り方

1. 鍋に水を入れて火にかけ、煮立ったらひき肉、かぶを加え、肉をほぐしながら中火で3〜4分煮る。
2. 豆乳を加えて沸騰直前まで温め、**A**を溶く。

鶏ひき肉とかぶの豆乳チゲスープ

高たんぱくの鶏ひきと豆乳に、ピリッとコチュジャンをきかせたクリーミーなスープです。かぶのカリウムでむくみ予防も。

1人分
たんぱく質 21.1g
266kcal / 糖質 9.3g

鶏ひき肉とカリフラワーのホワイトスープ

ビタミンC豊富なカリフラワーで作る白いスープ。牛乳は水で割り、
糖質とカロリーをオフ。ブロッコリー＆豆乳で作るとより高たんぱくに。

材料 2人分

鶏ひき肉（もも）… 180g
カリフラワー（小房に分ける）… 1/4株（120g）
A | 水 … 1 1/2カップ
　| 酒 … 大さじ1
　| 塩 … 小さじ2/3
牛乳 … 1カップ

作り方

1 鍋に**A**を入れて火にかけ、煮立ったらひき肉、カリフラワーを加え、肉をほぐしながら中火で3〜4分煮る。

2 牛乳を加え、沸騰直前まで温める。

1人分
たんぱく質 21g
258kcal / 糖質 6.6g

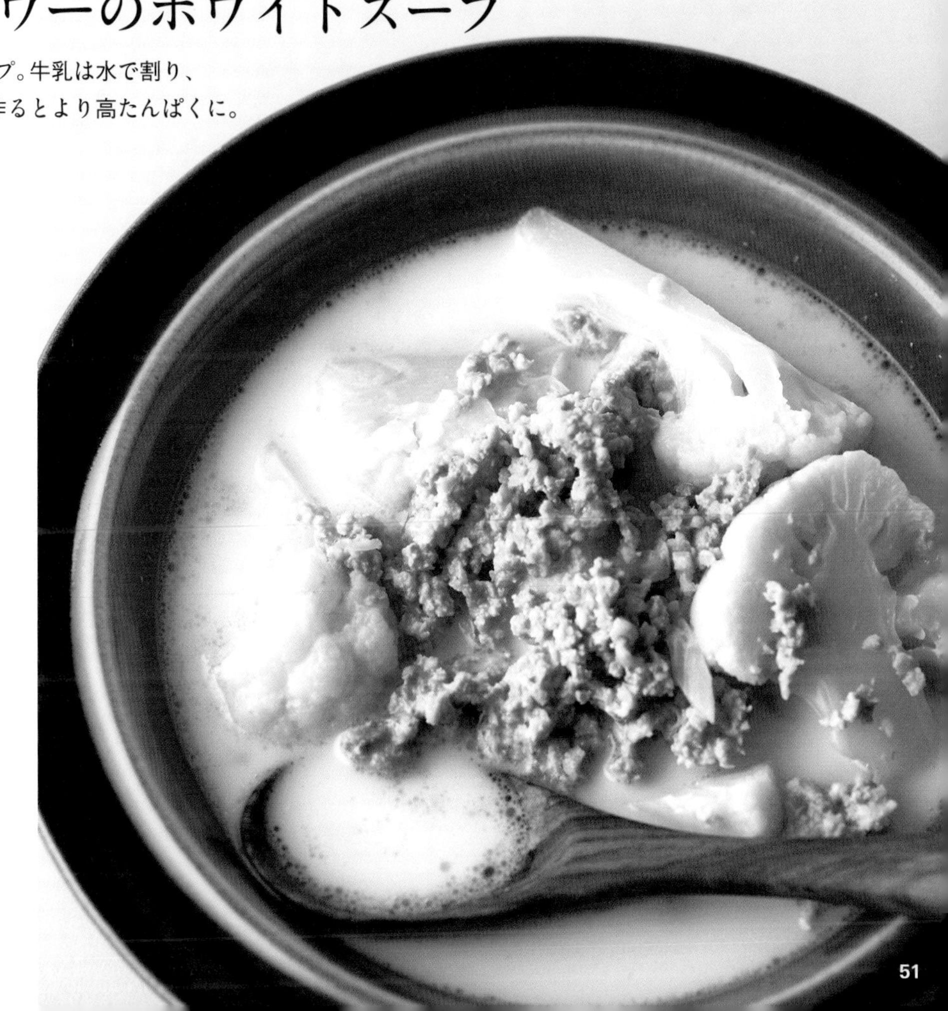

鶏ひき肉と豆腐のねぎしょうがスープ

鶏ひきと豆腐、ダブルのたんぱく質を効率的に摂取できます。
ねぎとしょうがの香味がきいていて、からだもぽかぽかに。

材料 2人分

鶏ひき肉（もも）… 180g
絹ごし豆腐（1cm角に切る）… ½丁（150g）
万能ねぎ（2cm幅の斜め切り）… 2本
しょうが（せん切り）… 1かけ
A 水 … 2½カップ
　酒 … 小さじ2
　塩 … 小さじ1
ごま油 … 小さじ2

作り方

1 鍋にごま油、しょうがを入れて中火にかけ、香りが出たらひき肉を加えてほぐしながら炒め、色が半分変わったら豆腐、万能ねぎ、**A**を加え、煮立ったらふたをして弱めの中火で3〜4分煮る。

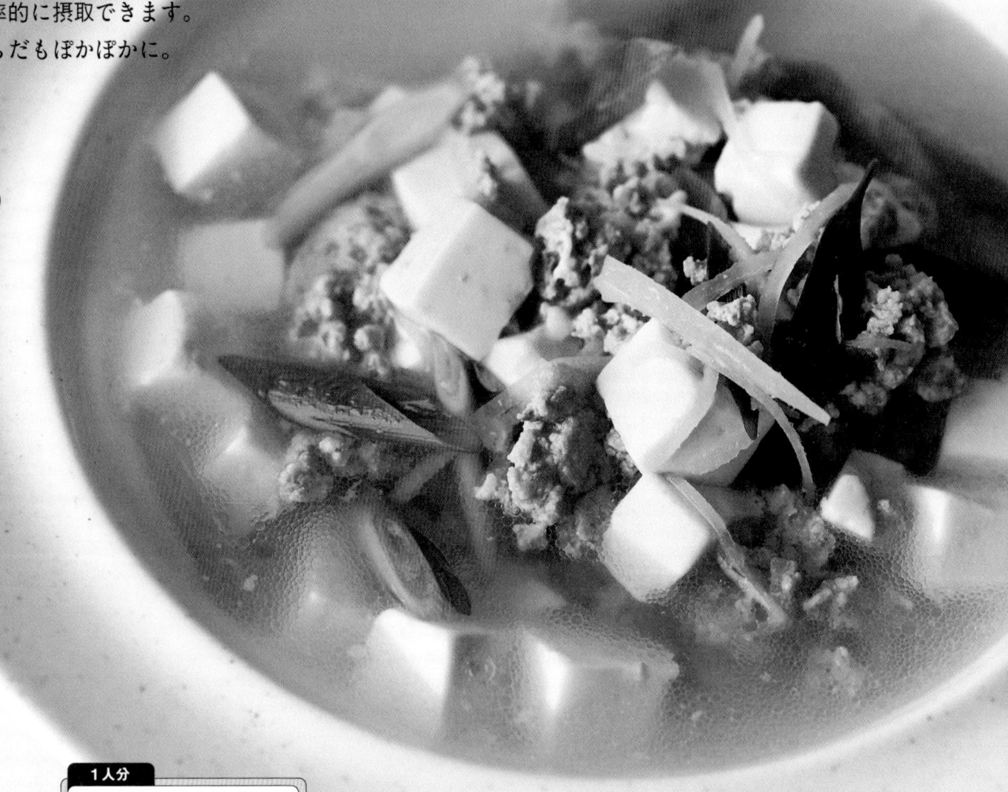

1人分
たんぱく質 19.8g
258kcal / 糖質 1.1g

ちぎりミートボールのトマトチーズスープ

肉感たっぷりのミートボールは、ひき肉をちぎって入れるだけ。
まいたけの食物繊維＆トマトのリコピンで、美肌効果も期待できます。

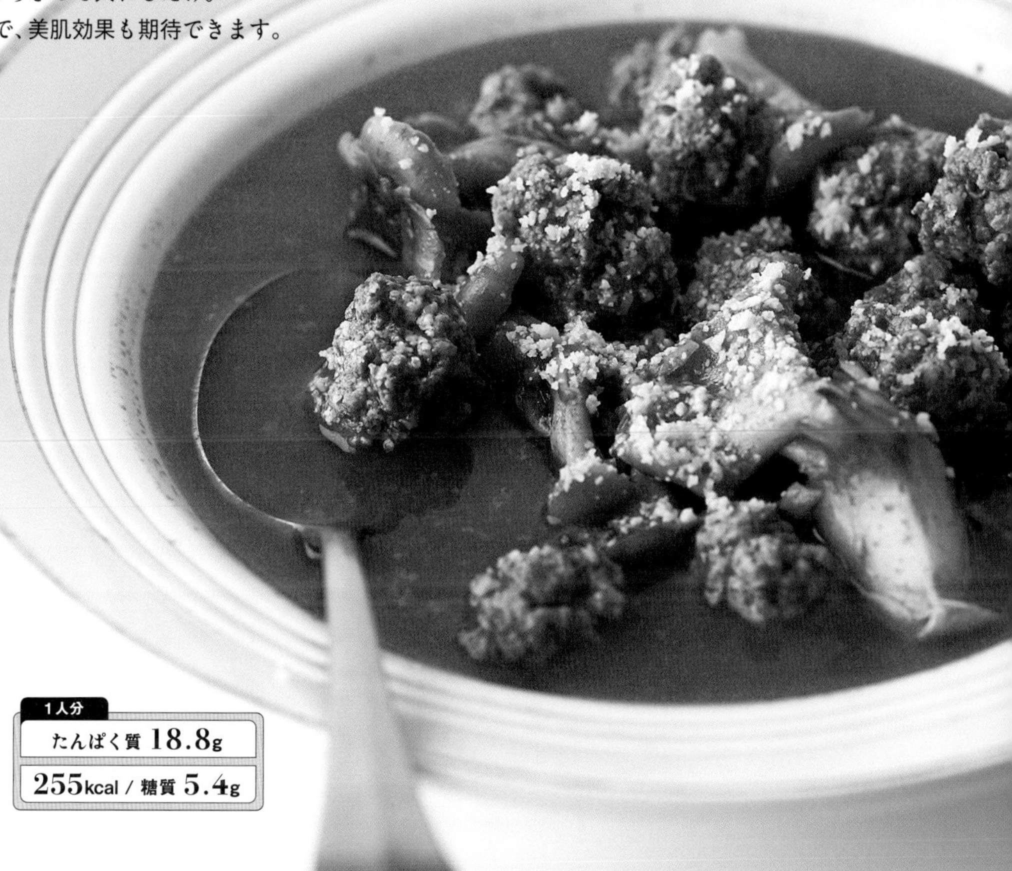

材料 2人分

豚ひき肉（塩をふり、粘りが出るまで手で練り混ぜる）… 180g
塩 … ひとつまみ

まいたけ（ほぐす）… 1パック（100g）

A
水 … 1 $1/2$ カップ
固形スープの素 … 1個
トマトジュース（食塩無添加のもの）… 1カップ

粉チーズ … 小さじ2

作り方

1 鍋にまいたけ、**A**を入れて火にかけ、煮立ったらひき肉を小さめのひと口大にちぎって加え、ふたをして弱めの中火で3～4分煮る。

2 器に盛り、粉チーズをふる。

1人分
たんぱく質 18.8g
255kcal / 糖質 5.4g

豚ひき肉とキャベツの塩レモンスープ

豚ひきのたんぱく質量は、100gで17.7g。ごろっとほぐすことで、満足感をアップ。レモンは火を止めてから加え、酸味を立たせます。

材料 2人分

豚ひき肉…180g
キャベツ（3cm角に切る）…2枚（100g）
A | 水…2 $\frac{1}{2}$カップ
酒…大さじ1
塩…小さじ1
レモン汁…大さじ1
オリーブ油…小さじ2
レモンのくし形切り…適量

作り方

1 鍋にオリーブ油を熱し、ひき肉を大きめにほぐしながら中火で炒め、色が半分変わったらキャベツ、**A**を加え、煮立ったらふたをして弱めの中火で3〜4分煮る。

2 火を止めてレモン汁を加え、器に盛ってレモンを添える。

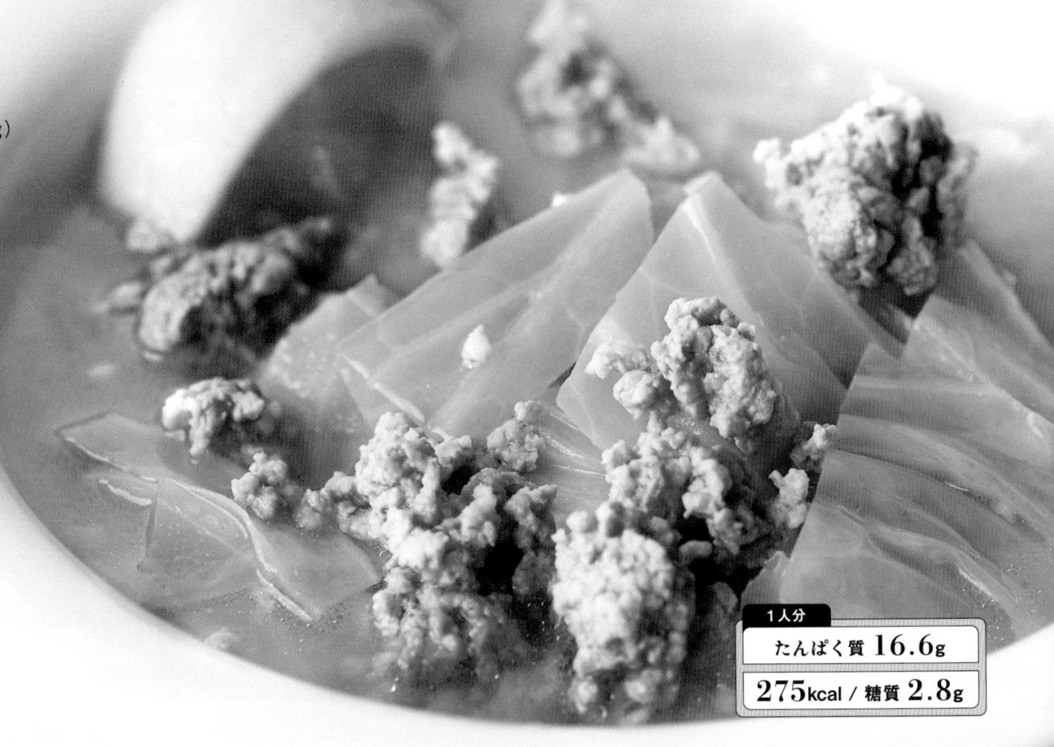

1人分
たんぱく質 16.6g
275kcal / 糖質 2.8g

材料 2人分

豚ひき肉 … 180g
なす（縦半分に切り、斜め薄切り）… 1本
にんにく（みじん切り）… 1かけ

A | 水 … 2 $1/2$ カップ
オイスターソース … 大さじ1
みそ、しょうゆ … 各小さじ2

ごま油 … 小さじ2
パクチー（ざく切り）、花椒（ホアジャオ）… 各適量

作り方

1 鍋にごま油、にんにくを入れて弱火にかけ、香りが出たらひき肉（ほぐしながら）、なすを加えて中火で炒め、肉の色が半分変わったら**A**を加え、煮立ったらふたをして弱めの中火で3〜4分煮る。

2 器に盛ってパクチーをのせ、花椒をふる。

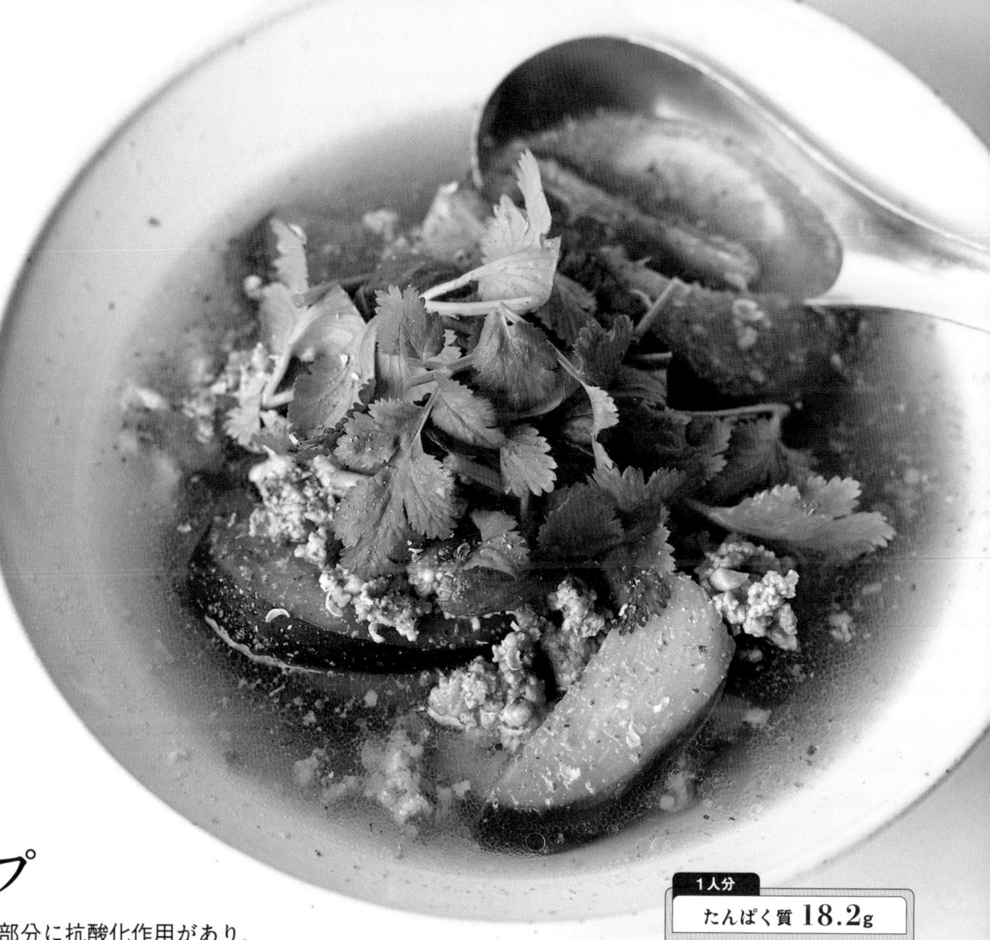

マーボーなすスープ

なすは、豚ひきと炒めてジューシーに。皮の部分に抗酸化作用があり、アンチエイジング効果も。豆腐で作ると、さらに高たんぱくです。

1人分
たんぱく質 18.2g
292kcal / 糖質 5.2g

豚ひき肉とにらの担々（タンタン）スープ

豚ひき入りのごま風味スープは、濃厚な味わい。ビタミン豊富なにらは、さっと煮て香りよく。低カロリー＆低糖質のもやしでボリュームも満点。

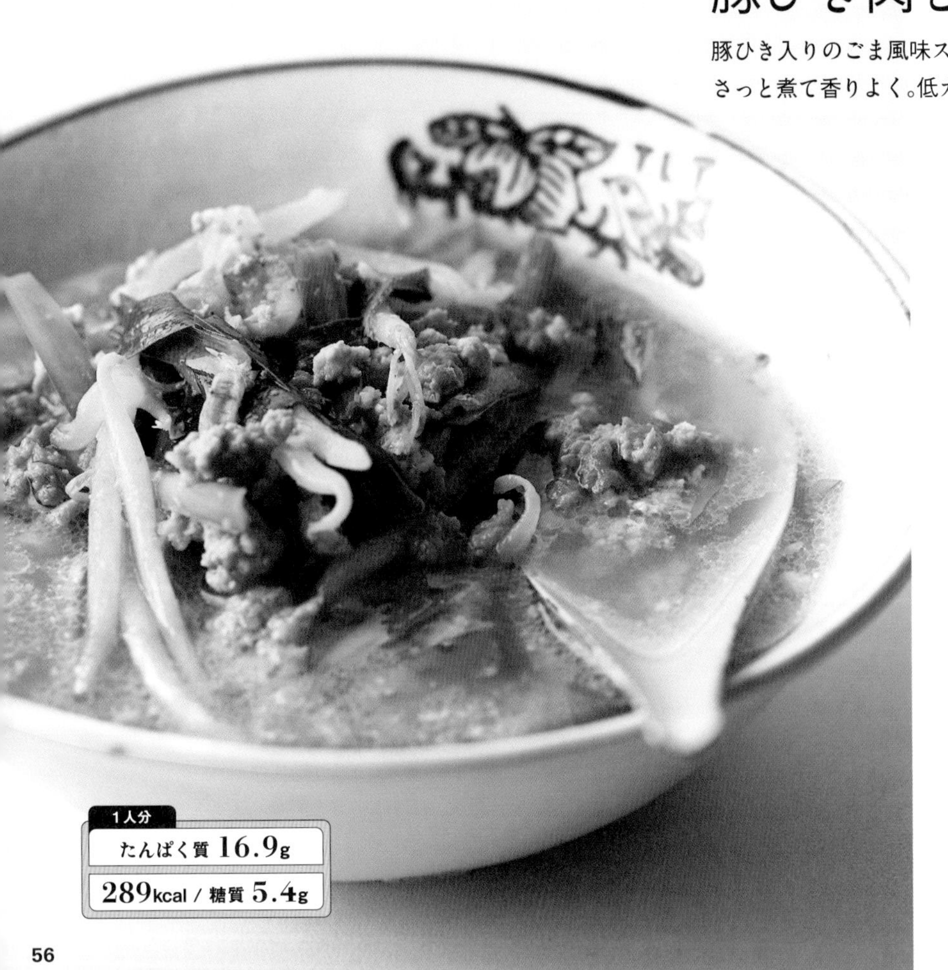

1人分

たんぱく質 16.9g

289kcal / 糖質 5.4g

材料 2人分

豚ひき肉 … 150g

にら（3cm幅に切る）… 1/5束（20g）

もやし … 1/2袋（100g）

水 … 2 1/2カップ

A
- みそ … 大さじ2
- 白すりごま … 大さじ1
- にんにく（すりおろす）… 小さじ1/2

ごま油 … 小さじ2

作り方

1 鍋にごま油を熱し、ひき肉をほぐしながら中火で炒め、色が半分変わったら水を加え、煮立ったらふたをして弱めの中火で3〜4分煮る。

2 にら、もやし、**A**（みそは溶いて）を加え、さっと煮る。

豚ひき肉ともやしのもつ鍋風スープ

バター＋にんにくでパンチのある味。ダイエット食材のもやしときのこもどっさりで、量を食べたい時におすすめ。赤唐辛子を足しても。

1人分

たんぱく質 17.9g

250kcal / 糖質 2.3g

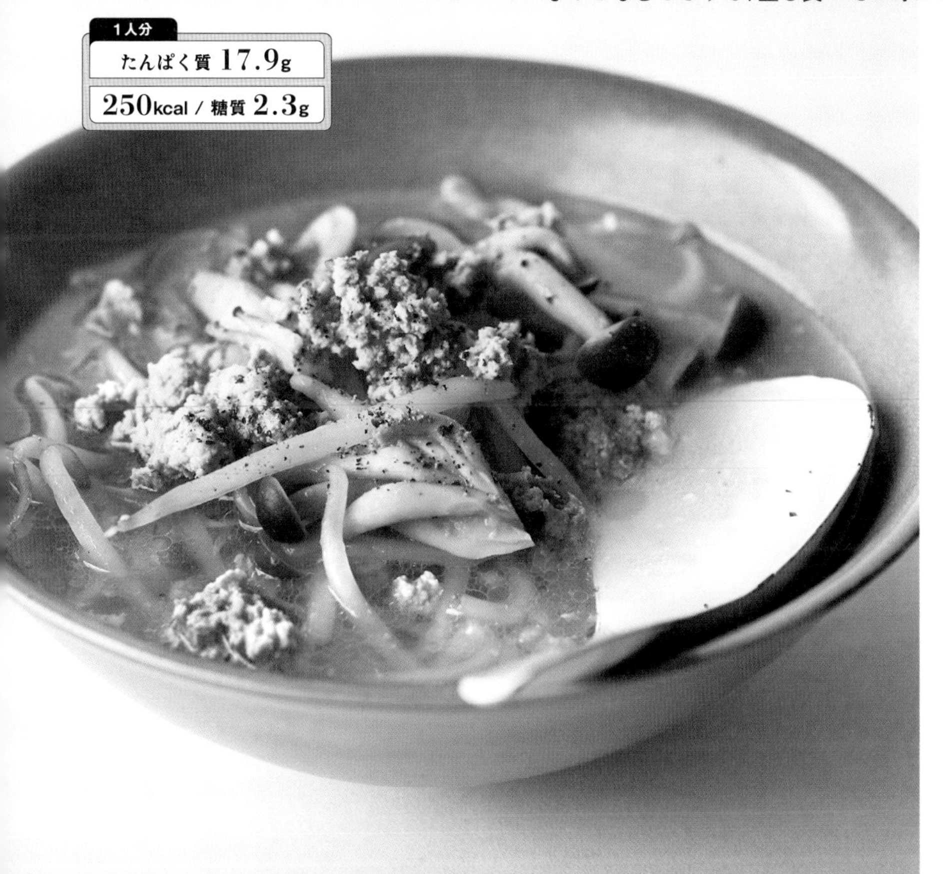

材料 2人分

豚ひき肉…180g

もやし…$\frac{1}{2}$袋（100g）

しめじ（ほぐす）…$\frac{1}{2}$パック（50g）

A 水…2$\frac{1}{2}$カップ
　鶏ガラスープの素…小さじ2
　にんにく（すりおろす）…小さじ$\frac{1}{2}$
　バター…5g

黒こしょう…適量

作り方

1 鍋にAを入れて火にかけ、煮立ったらひき肉、しめじを加え、肉を大きめにほぐしながら中火で3～4分煮る。

2 もやしを加えてさっと煮、器に盛って黒こしょうをふる。

豚ひき肉と大根のとろみスープ

根菜の中でも低糖質な大根は、やや太めに切って食べごたえを出して。
酸味がきいたスープにはとろみをつけ、肉のうまみをからませます。

1人分
たんぱく質 16.9g
291kcal / 糖質 5.4g

材料 2人分

豚ひき肉…180g
大根（8mm角の棒状に切る）…2cm（100g）
A | 水…2 1/2カップ
　酢、しょうゆ、酒…各大さじ1
　塩…小さじ1/2
ごま油…小さじ2
B | 片栗粉、水…各小さじ2

作り方

1 鍋にごま油を熱し、ひき肉を大きめにほぐしながら中火で炒め、色が半分変わったら大根、Aを加え、煮立ったらふたをして弱めの中火で4〜5分煮る。

2 混ぜたBを加え、とろみをつける。

合びき肉の肉吸いスープ

大阪名物・牛肉の吸いものを、合びきでアレンジ。だしは削り節ごと飲み干して、たんぱく質も摂取。大根入りでボリュームもあります。

1人分
たんぱく質 17.8g
263kcal / 糖質 2.7g

材料 2人分

合びき肉 … 180g
大根（5mm幅のいちょう切り）… 2cm（100g）
万能ねぎ（3cm幅に切る）… 2本

A
- 水 … 2 ½カップ
- 削り節 … 1袋（4g）
- 酒 … 大さじ2
- しょうゆ … 小さじ1
- 塩 … 小さじ½

作り方

1. 鍋に大根、**A**を入れて火にかけ、煮立ったらふたをして弱めの中火で5分煮、ひき肉を加えてほぐしながら中火で3分煮る。
2. 万能ねぎを加え、さっと煮る。

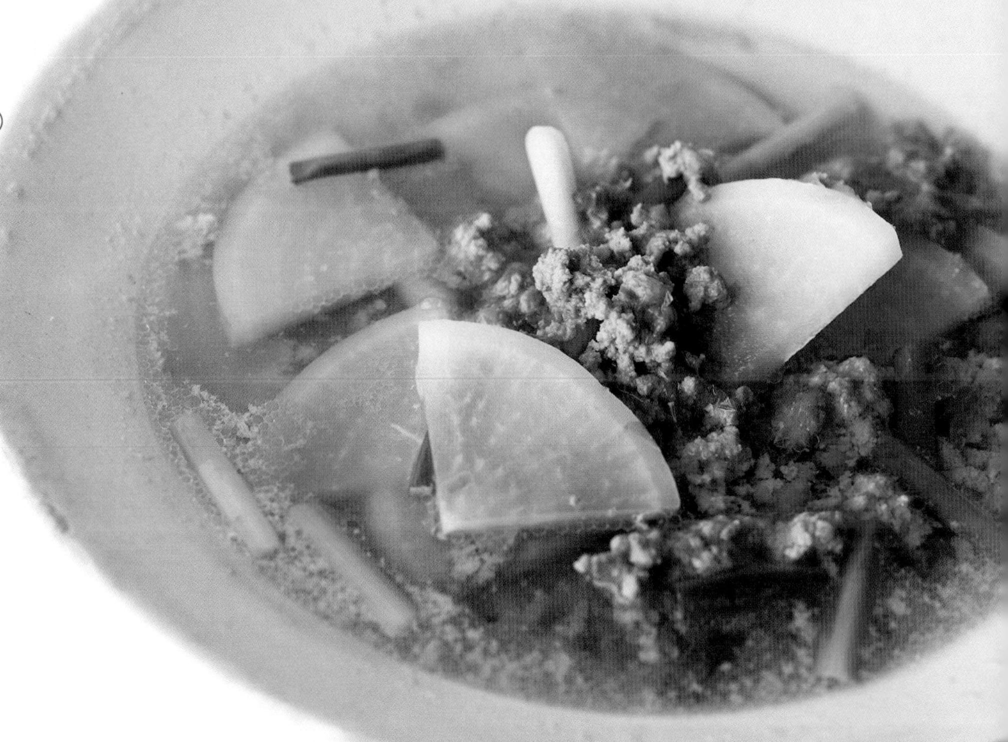

合びき肉とほうれんそうの豆乳ごまみそスープ

ひき肉&豆乳で、たんぱく質はしっかり。β-カロテンと鉄が豊富なほうれんそうを使ってヘルシーに。濃厚なごまみそ風味です。

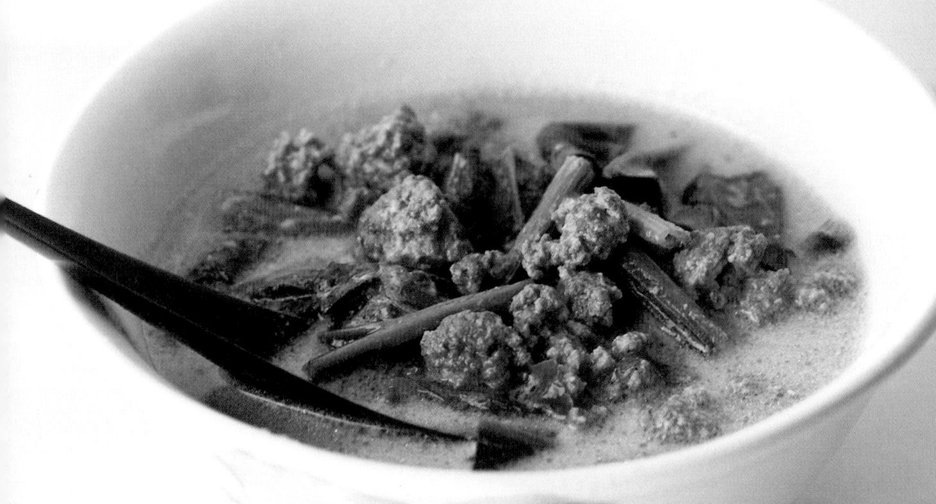

1人分

たんぱく質 17.8g

293kcal / 糖質 6.1g

材料 2人分

合びき肉…130g
ほうれんそう(4cm幅に切る)…2株(40g)
水…1 1/2カップ

A
豆乳(成分無調整のもの)…1カップ
みそ…大さじ2
白すりごま…小さじ2
しょうゆ…小さじ1

オリーブ油…小さじ1

作り方

1 鍋にオリーブ油を熱し、ひき肉を大きめにほぐしながら中火で炒め、色が半分変わったら水を加え、煮立ったらふたをして弱めの中火で3～4分煮る。

2 A(みそは溶いて)を加えて沸騰直前まで温め、ほうれんそうを加えてさっと煮る。

材料 2人分

合びき肉…180g
ズッキーニ（1cm幅の半月切り）…$1/2$本（100g）

A
- 水…2 $1/2$カップ
- オイスターソース…大さじ2
- 酒…大さじ1
- 五香粉（ウーシャンフェン）、塩…各小さじ$1/4$

ごま油…小さじ2
五香粉…適量

作り方

1 鍋にごま油を熱し、ひき肉（大きめにほぐしながら）、ズッキーニを中火で炒め、肉の色が半分変わったら**A**を加え、煮立ったらふたをして弱めの中火で3〜4分煮る。

2 器に盛り、五香粉をふる。

1人分
たんぱく質 17.1g
299kcal / 糖質 4.2g

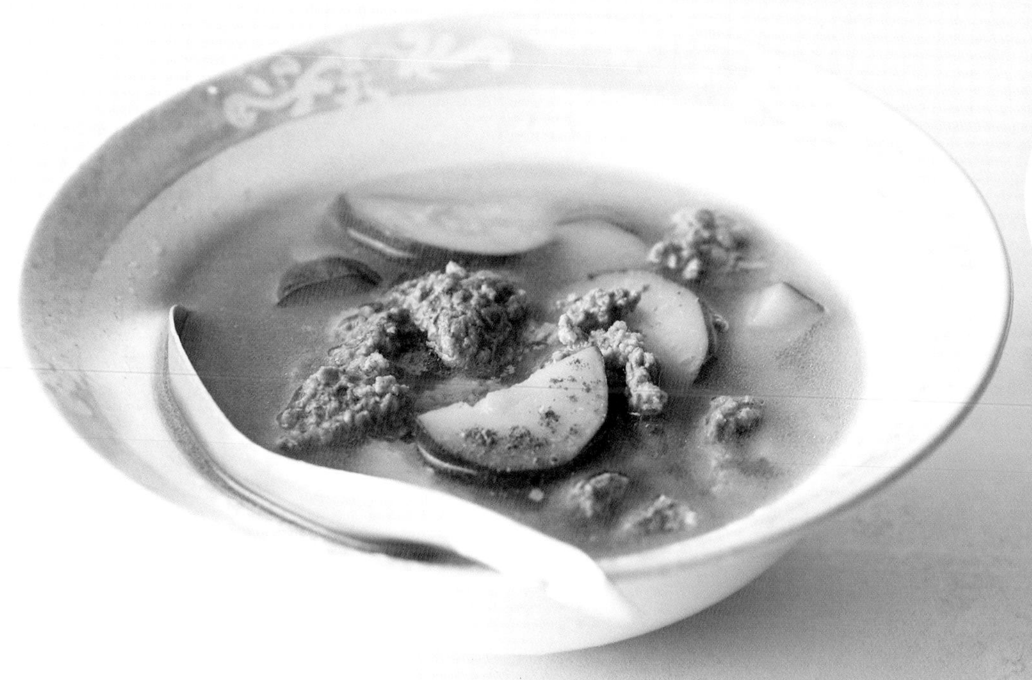

合びき肉とズッキーニの薬膳スープ

中国のミックススパイス・五香粉（ウーシャンフェン）で代謝を活発にした薬膳スープ。
ズッキーニのカリウムでむくみ予防。きゅうりで作っても美味です。

牛肉と大根の香味スープ

100gあたり20.5gと高たんぱくの牛もも肉を使い、
粉をまぶしてやわらかく。たっぷりの長ねぎの香りが美味。

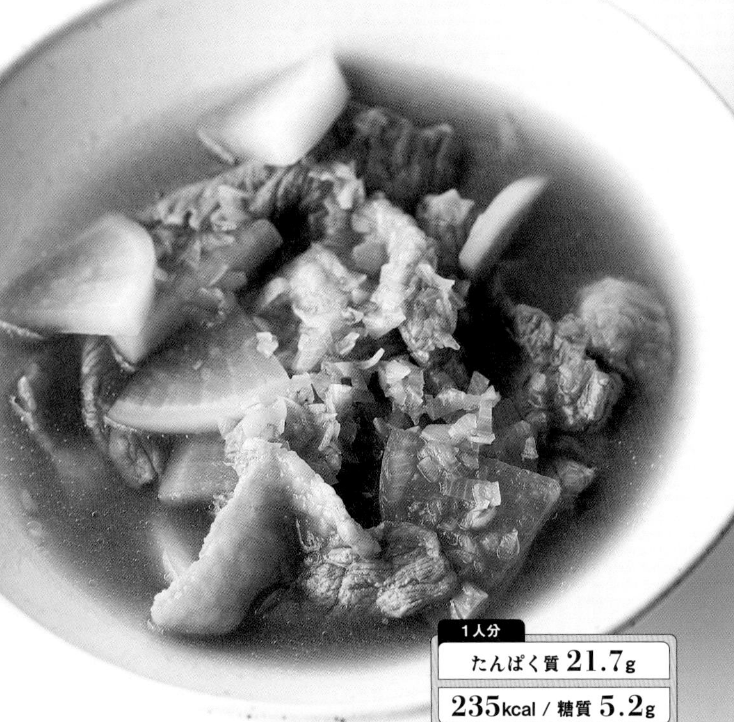

1人分
たんぱく質 21.7g
235kcal / 糖質 5.2g

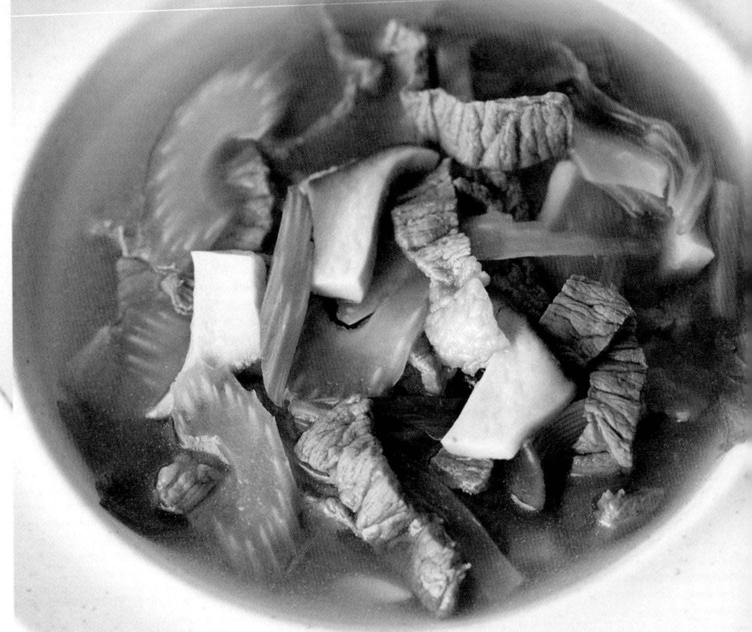

1人分
たんぱく質 22.1g
210kcal / 糖質 4.4g

牛肉とセロリのナンプラーレモンスープ

ほろ苦いセロリ、レモンの酸味がさわやかなアジア風。
低カロリー＆かみごたえのあるエリンギで満腹感も◎。

ユッケジャンスープ

ピリッとキムチがだしがわり。牛肉と卵で、たんぱく質もしっかり補給。卵はスープを沸騰させて入れるのがコツ。

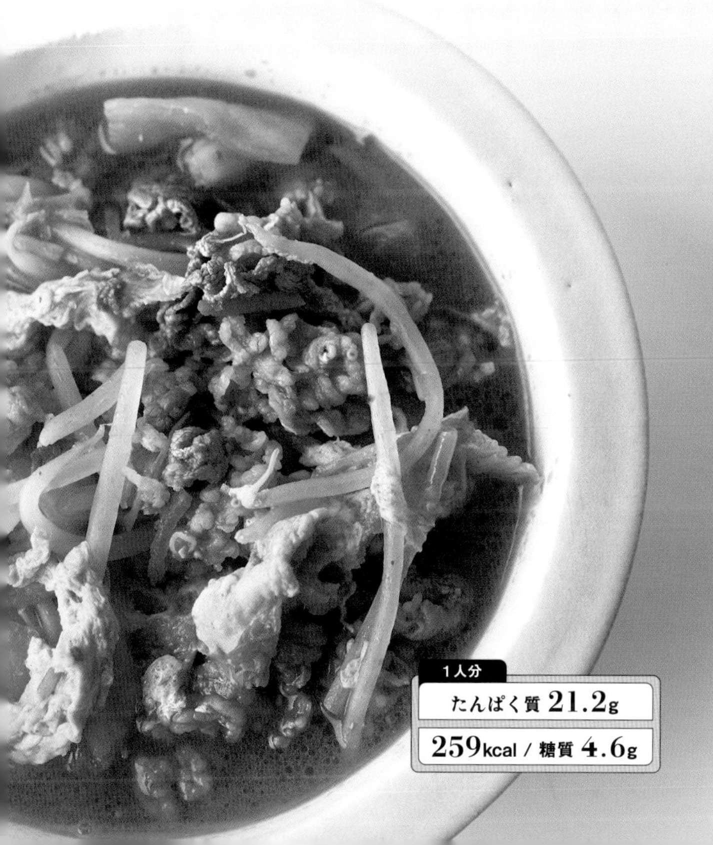

1人分
たんぱく質 21.2g
259kcal / 糖質 4.6g

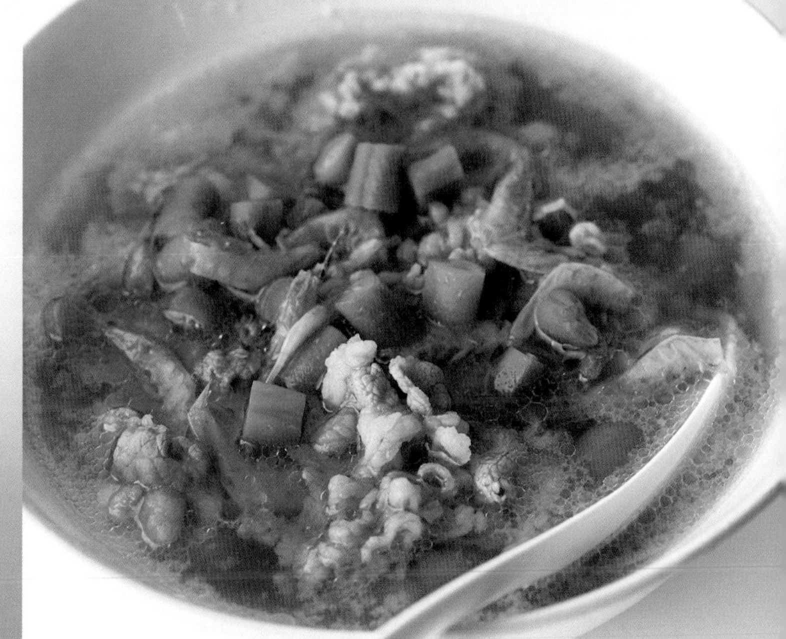

1人分
たんぱく質 20.1g
181kcal / 糖質 3.7g

牛肉といんげんの桜えびオイスタースープ

オイスターソースのコク、桜えびのうまみが味の決めて。いんげんのカリウムでむくみを予防、代謝も上げます。

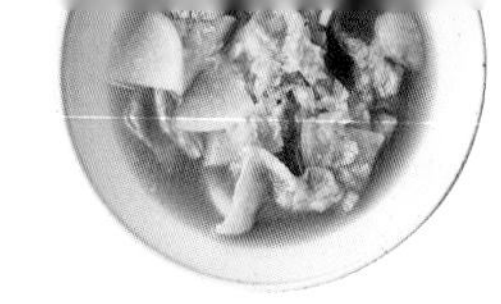

牛肉と大根の香味スープ

材料 2人分

牛もも薄切り肉（4cm幅に切り、片栗粉をもみ込む）
…6枚（200g）
片栗粉…小さじ1

大根（5mm幅のいちょう切り）…2cm（100g）

長ねぎ（みじん切り）…$\frac{1}{2}$本

A
水…$2\frac{1}{2}$カップ
しょうゆ…大さじ1
酒…小さじ2
ごま油…小さじ1
塩…小さじ$\frac{1}{4}$

作り方

1 鍋に大根、長ねぎ、**A**を入れて火にかけ、煮立ったらふたをして中火で4分煮、牛肉を加えて弱めの中火で2分煮る。

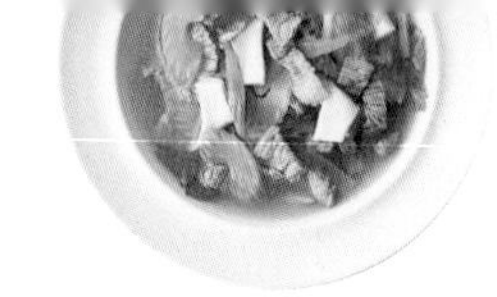

牛肉とセロリのナンプラーレモンスープ

材料 2人分

牛もも薄切り肉（1cm幅に切り、片栗粉をもみ込む）
…6枚（200g）
片栗粉…小さじ1

セロリ（茎は斜め薄切りにし、葉はざく切り）…1本（80g）

エリンギ（縦半分に切り、長さを3等分に切って薄切り）…1本

A
水…$2\frac{1}{2}$カップ
ナンプラー、レモン汁、酒…各大さじ1

作り方

1 鍋にセロリの茎、エリンギ、**A**を入れて火にかけ、煮立ったら牛肉を加え、ふたをして弱めの中火で2分煮る。

2 セロリの葉を加え、さっと煮る。

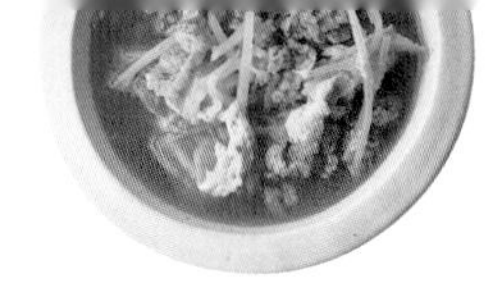

ユッケジャンスープ

材料 2人分

牛切り落とし肉…150g
白菜キムチ…$\frac{1}{2}$カップ（100g）
もやし…$\frac{1}{4}$袋（50g）
A | 水…2$\frac{1}{2}$カップ
みそ、しょうゆ…各小さじ2
にんにく（すりおろす）…小さじ1
卵…1個
ごま油…小さじ2

作り方

1 鍋にごま油を熱し、牛肉、キムチを中火で肉の色が変わるまで炒め、もやし、**A**を加え、煮立ったらふたをして弱めの中火で3分煮る。

2 強火にして溶いた卵を回し入れ、ふんわり浮いたら火を止める。

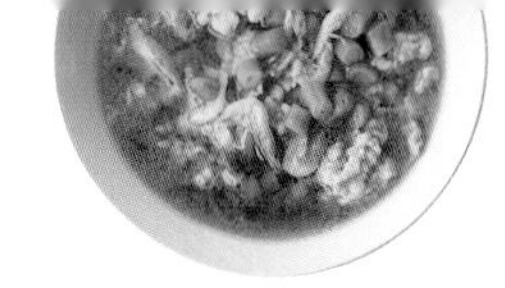

牛肉といんげんの桜えびオイスタースープ

材料 2人分

牛切り落とし肉…150g
いんげん（5mm幅に切る）…10本（50g）
桜えび（乾燥）…大さじ2
A | 水…2$\frac{1}{2}$カップ
オイスターソース、酒…各大さじ1
しょうゆ…小さじ2
塩…小さじ$\frac{1}{4}$

作り方

1 鍋に桜えび、**A**を入れて火にかけ、煮立ったら牛肉、いんげんを加え、ふたをして弱めの中火で3分煮る。

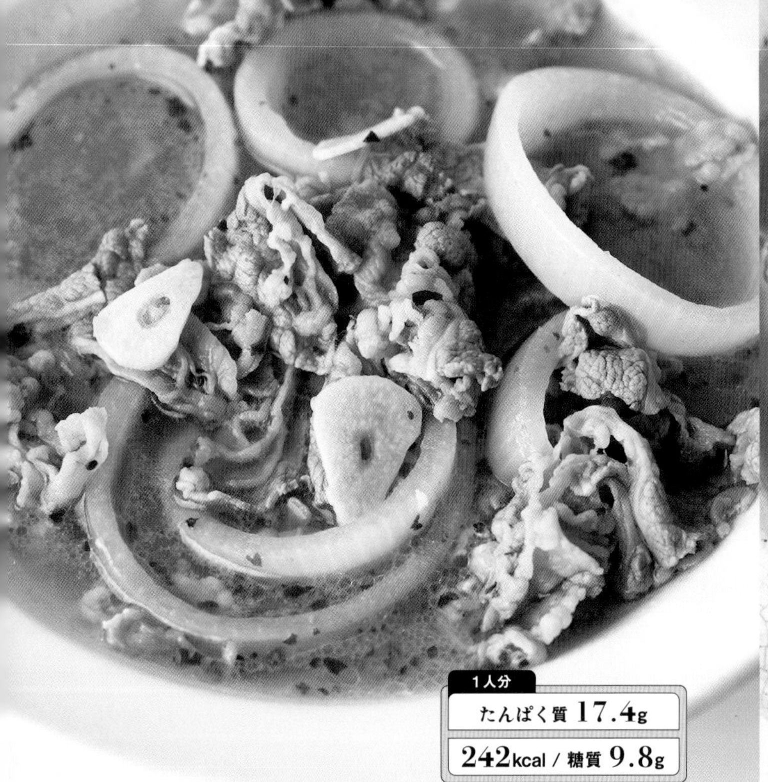

1人分

たんぱく質 17.4g

242kcal / 糖質 9.8g

牛肉と玉ねぎのイタリアンスープ

玉ねぎは太めの輪切りにし、ボリューム感たっぷりに。
コク出しのチーズは少量でも、バジルの香りで満足度◎。

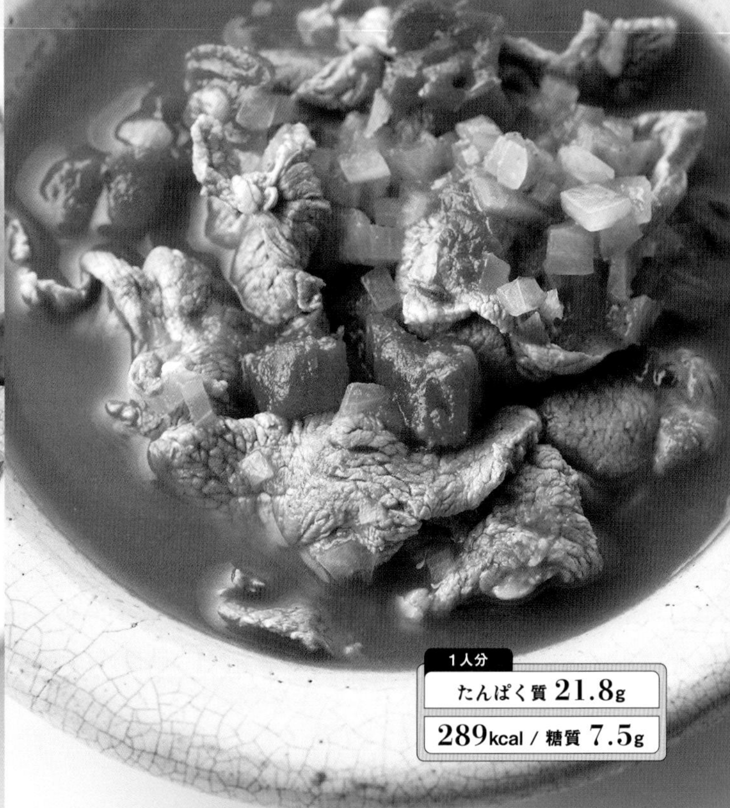

1人分

たんぱく質 21.8g

289kcal / 糖質 7.5g

ラムクミントマトスープ

低カロリーのラム肉は、スパイスを合わせて食べやすく。
トマトの酸味に、隠し味のカレー粉が食欲をそそります。

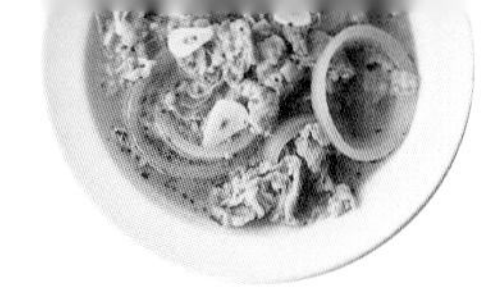

牛肉と玉ねぎの
イタリアンスープ

材料 2人分

牛切り落とし肉…150g
玉ねぎ（横1cm幅の輪切り）…1個（200g）
にんにく（薄切り）…1かけ
A 水…2 1/2カップ
固形スープの素…1個
粉チーズ、酒…各小さじ2
ドライバジル…小さじ1/2
オリーブ油…小さじ2

作り方

1 鍋にオリーブ油、にんにくを入れて弱火にかけ、香りが出たら玉ねぎを加えて中火で薄く焼き色がつくまで炒め、**A**を加えて煮立ったら牛肉を加え、ふたをして弱めの中火で3分煮る。

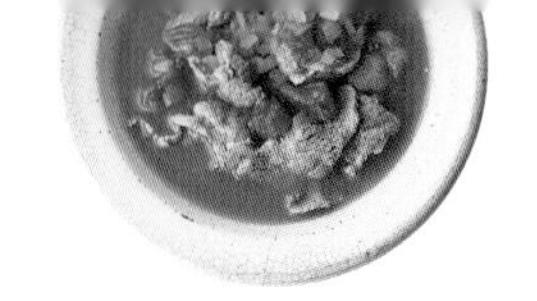

ラムクミン
トマトスープ

材料 2人分

ラム切り落とし肉（もも）…200g
玉ねぎ（みじん切り）…1/2個（100g）
クミンシード…小さじ1/2
A 水…1 1/2カップ
カットトマト缶…1/2缶（200g）
カレー粉…小さじ2
塩…小さじ2/3
オリーブ油…小さじ2

作り方

1 鍋にオリーブ油、クミンを入れて弱火にかけ、香りが出たら玉ねぎを加えて中火でしんなり炒め、**A**を加えて煮立ったらラム肉を加え、ふたをして弱めの中火で3〜4分煮る。

材料 2人分

ラム切り落とし肉(もも・塩麹をもみ込み、冷蔵室で20分以上〜ひと晩おく)… 200g
塩麹 … 大さじ1

キャベツ(3cm角に切る)… 2枚(100g)

A 水 … $2\frac{1}{2}$カップ
鶏ガラスープの素 … 小さじ2
バター … 5g

黒こしょう … 適量

作り方

1 鍋にキャベツ、**A**を入れて火にかけ、煮立ったらラム肉を加え、ふたをして弱めの中火で3〜4分煮る。

2 器に盛り、黒こしょうをふる。

1人分
たんぱく質 21.2g
248kcal / 糖質 5.8g

ラム肉とキャベツの塩麹バタースープ

100g 20gと高たんぱくのラム肉は、塩麹でもんでやわらかく。
キャベツのビタミンCと食物繊維で、美肌と便秘解消。バターでリッチな味わい。

2.
魚のやせスープ

低カロリーでDHA・EPAなどの良質な油もとれる魚は、ダイエットに最適。
さば、かつお、鮭、あじ、たら、えび、いかなどの高たんぱく食材に、
糖質控えめの野菜を合わせたボリュームスープを紹介します。煮る時間が短くて、
手軽に作れるのも大きな魅力。さば缶やツナ缶を使えば、あっという間です。

鮭のムニエル豆乳クリームスープ

100g 22.3gと高たんぱくの鮭は、粉をまぶして香ばしく焼いてコク出しを。
カルシウム豊富な小松菜を合わせ、たっぷりの豆乳でたんぱく質も追加。

材料 2人分

生鮭の切り身（4等分のそぎ切りにし、小麦粉をまぶす）… 2枚（140g）
小麦粉 … 小さじ2
小松菜（3cm幅に切る）… 1株（40g）
A 豆乳（成分無調整のもの）… 2 ½カップ
固形スープの素 … 1個
オリーブ油 … 小さじ2

作り方

1 鍋にオリーブ油を熱し、鮭の両面を中火で薄く焼き色がつくまで焼き、**A**を加えてフツフツしたら、ふたをしないで弱めの中火で2〜3分煮る。

2 小松菜を加え、さっと煮る。

1人分
たんぱく質 25.4g
282kcal / 糖質 7.3g

鮭とキャベツの石狩スープ

1人分
たんぱく質 19.9g
189kcal / 糖質 5.9g

みそ仕立ての石狩鍋風のひと皿。キャベツときのこでかさ増しし、
ボリューム満点に。バターは器に盛ってからのせ、目でも楽しみます。

材料 2人分

生鮭の切り身（4等分のそぎ切り）… 2枚（140g）
キャベツ（3cm角に切る）… 1枚（50g）
しめじ（ほぐす）… ½パック（50g）
A 水 … 2½カップ
削り節 … 1袋（4g）
酒 … 大さじ1
みそ … 大さじ2
バター … 10g

作り方

1 鍋にキャベツ、しめじ、**A**を入れて火にかけ、煮立ったらふたをして中火で2分煮、鮭を加えて弱めの中火で3分煮、みそを溶く。

2 器に盛り、バターをのせる。

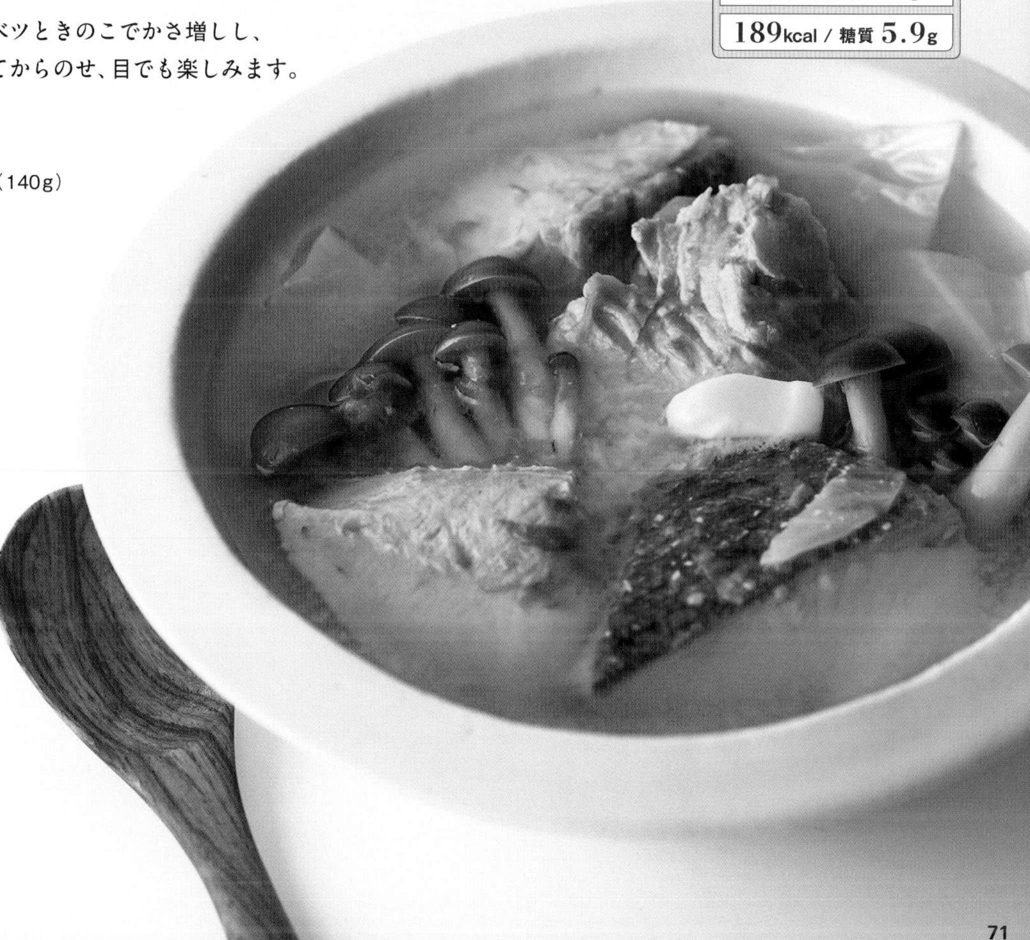

さばとじゃがいものカムジャタン風スープ

豚肉で作る韓国の鍋料理を、100g 26.2gの高たんぱく食材・さばで再現。
キムチでピリ辛味のスープは、じゃがいも入りで満足感しっかりです。

1人分
たんぱく質 21.9g
282kcal / 糖質 8.6g

材料 2人分

塩さばの切り身（2cm幅に切る）… 2枚（140g）
白菜キムチ … ½カップ（100g）
じゃがいも（8等分に切る）… 1個（100g）
水 … 2½カップ
A | みそ、しょうゆ … 各大さじ1

作り方

1 鍋にじゃがいも、水を入れて火にかけ、煮立ったらふたをして中火で7分煮、さば、キムチを加えて弱めの中火で3～4分煮る。

2 A（みそは溶いて）を加える。

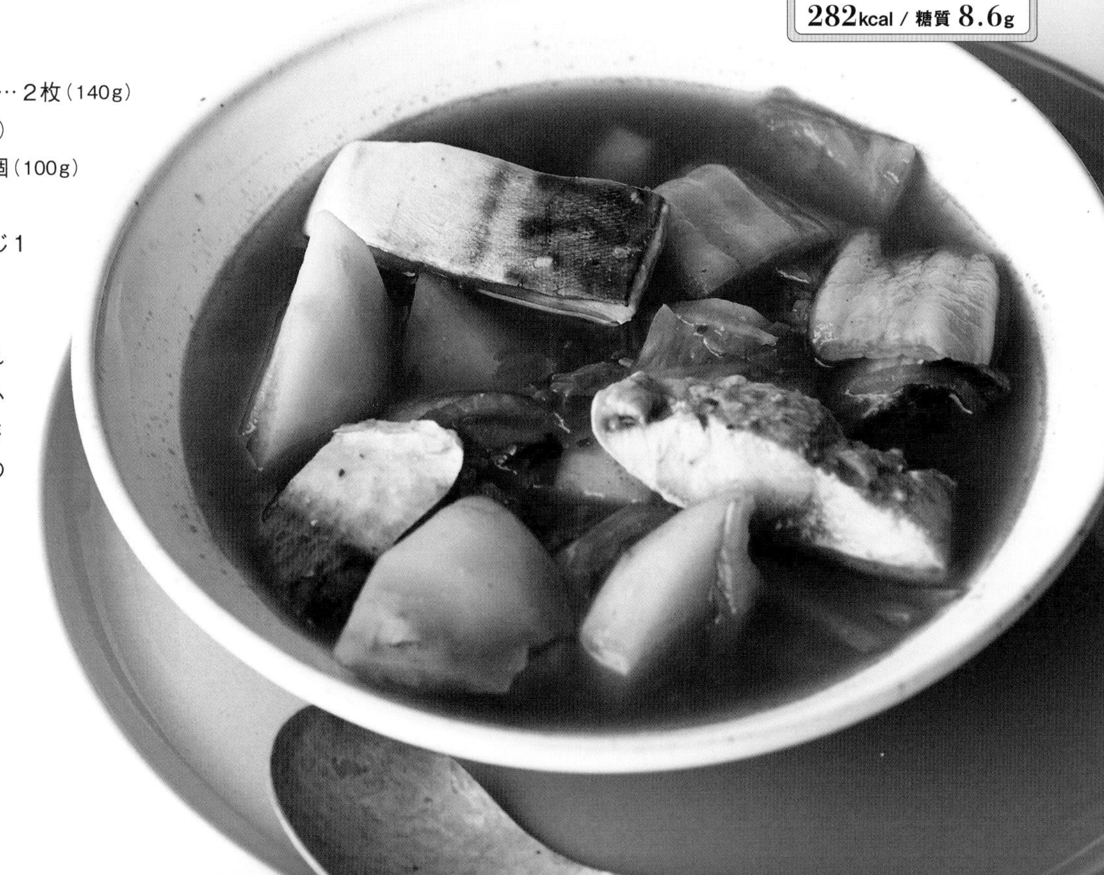

材料 2人分

塩さばの切り身（3等分のそぎ切り）… 2枚（140g）
ピーマン（輪切り）… 1個
玉ねぎ（薄切り）… $\frac{1}{2}$個（100g）

A
- 水 … 2 $\frac{1}{2}$カップ
- ポン酢じょうゆ … 大さじ2
- 砂糖、鶏ガラスープの素 … 各小さじ1
- 赤唐辛子（小口切り）… 1本

作り方

1. 鍋に玉ねぎ、**A**を入れて火にかけ、煮立ったらさばを加え、ふたをして弱めの中火で3分煮る。
2. ピーマンを加え、さっと煮る。

1人分
たんぱく質 19.7g
243kcal / 糖質 7.1g

さばとピーマンの南蛮風スープ

高たんぱくのさばの血液サラサラ効果に、ピーマンの熱に強い
ビタミンCを加えた健康スープです。ポン酢の酸味であと味はすっきり。

たらと明太子の親子スープ

低カロリー・高たんぱくのたらに、明太子と削り節のたんぱく質もプラス。
たっぷりの長ねぎには、代謝を高めて脂肪を燃焼させる効果もあります。

材料 2人分

生だらの切り身（塩をふって5分おき、水けをふいて長さを4等分に切る）… 2枚（160g）
塩 … 少々
明太子（薄皮を除き、少し取り分ける）… 1本（40g）
長ねぎ（1cm幅の斜め切り）… 1本
A 水 … 2 ½カップ
削り節 … 1袋（4g）
酒 … 大さじ1

1人分
たんぱく質 20.4g
115kcal / 糖質 3.4g

作り方

1 鍋に長ねぎ、Aを入れて火にかけ、煮立ったら生だらを加え、ふたをして弱めの中火で4分煮る。

2 火を止めて明太子を加え、器に盛って残りの明太子をのせる。

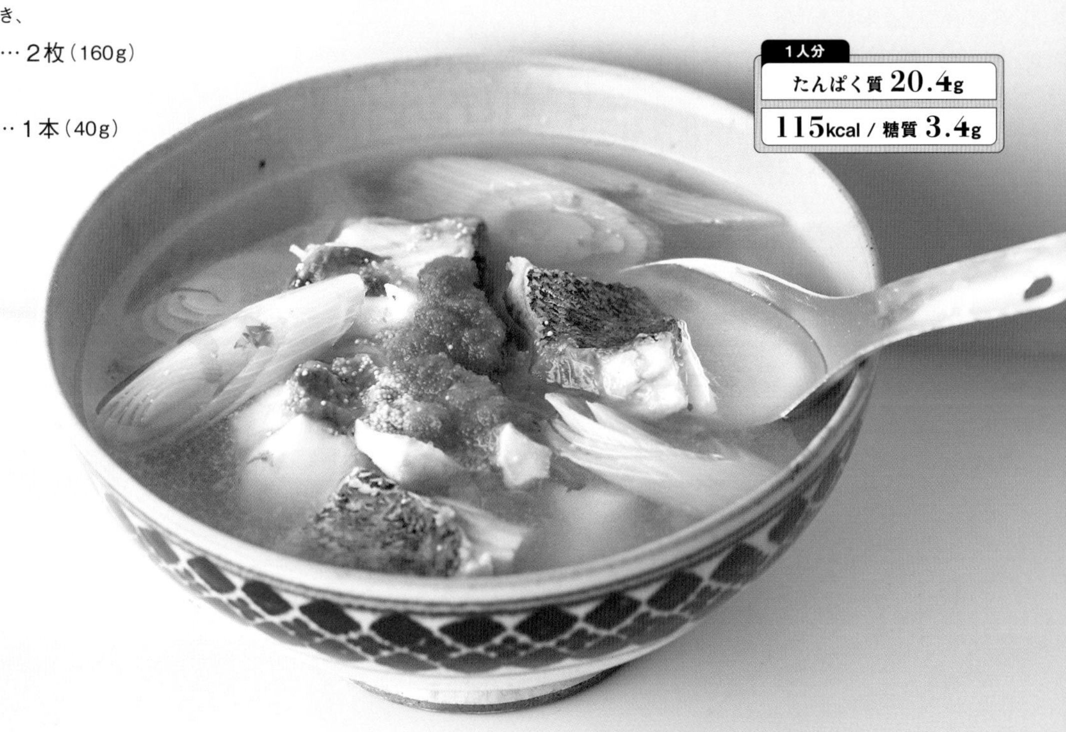

たらとえのきのしょうがポン酢スープ

低脂肪の優秀食材・たらに、えのきをどっさり加えて食べごたえを。
ポン酢と塩昆布、しょうがでうまみが詰まったひと皿は、わずか100kcal以下です。

1人分
たんぱく質 17.1g
98kcal / 糖質 5.4g

材料 2人分

生だらの切り身(塩をふって5分おき、水けをふいて長さを4等分に切る)…2枚(160g)
塩…少々
えのきだけ(長さを半分に切る)…1袋(100g)
A
水…2 1/2カップ
ポン酢じょうゆ…大さじ3
塩昆布、酒…各大さじ1
しょうが(すりおろす)…小さじ2

作り方

1 鍋にえのき、**A**を入れて火にかけ、煮立ったら生だらを加え、ふたをして弱めの中火で4分煮る。

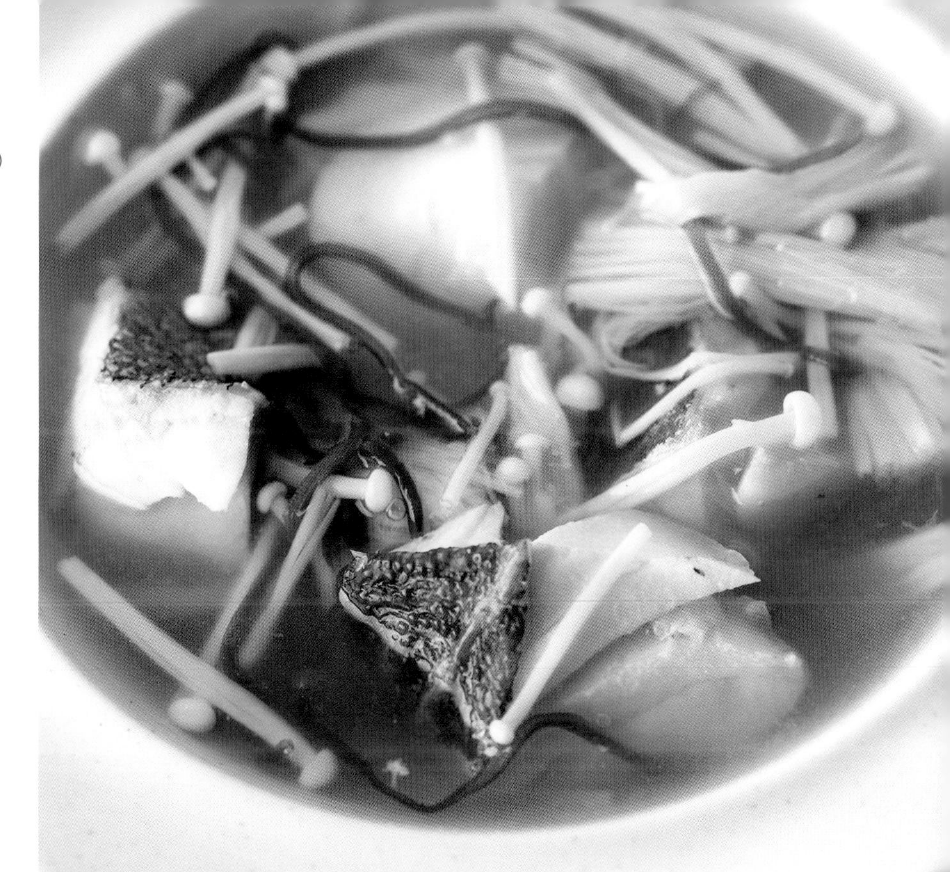

かじきのチャウダー

高たんぱく・低脂肪のかじきは、加熱時間を短くして食感をやわらかく。
根菜は少量にして糖質オフ、牛乳は水で割ってカロリーを抑えます。

1人分
たんぱく質 17.6g
253kcal / 糖質 9.7g

材料 2人分

かじきの切り身（1cm角に切る）… 2枚（140g）

A じゃがいも（1cm角に切る）… 1/2個（50g）
にんじん（1cm角に切る）… 1/3本（50g）

水 … 1 1/2カップ

B 牛乳 … 1カップ
固形スープの素 … 1個

オリーブ油 … 小さじ2
パセリ（みじん切り）… 適量

作り方

1 鍋にオリーブ油を熱し、**A**を中火で薄く焼き色がつくまで炒め、水を加えて煮立ったらふたをして中火で4分煮、かじきを加えて弱めの中火で2〜3分煮る。

2 **B**を加えて沸騰直前まで温め、器に盛ってパセリをのせる。

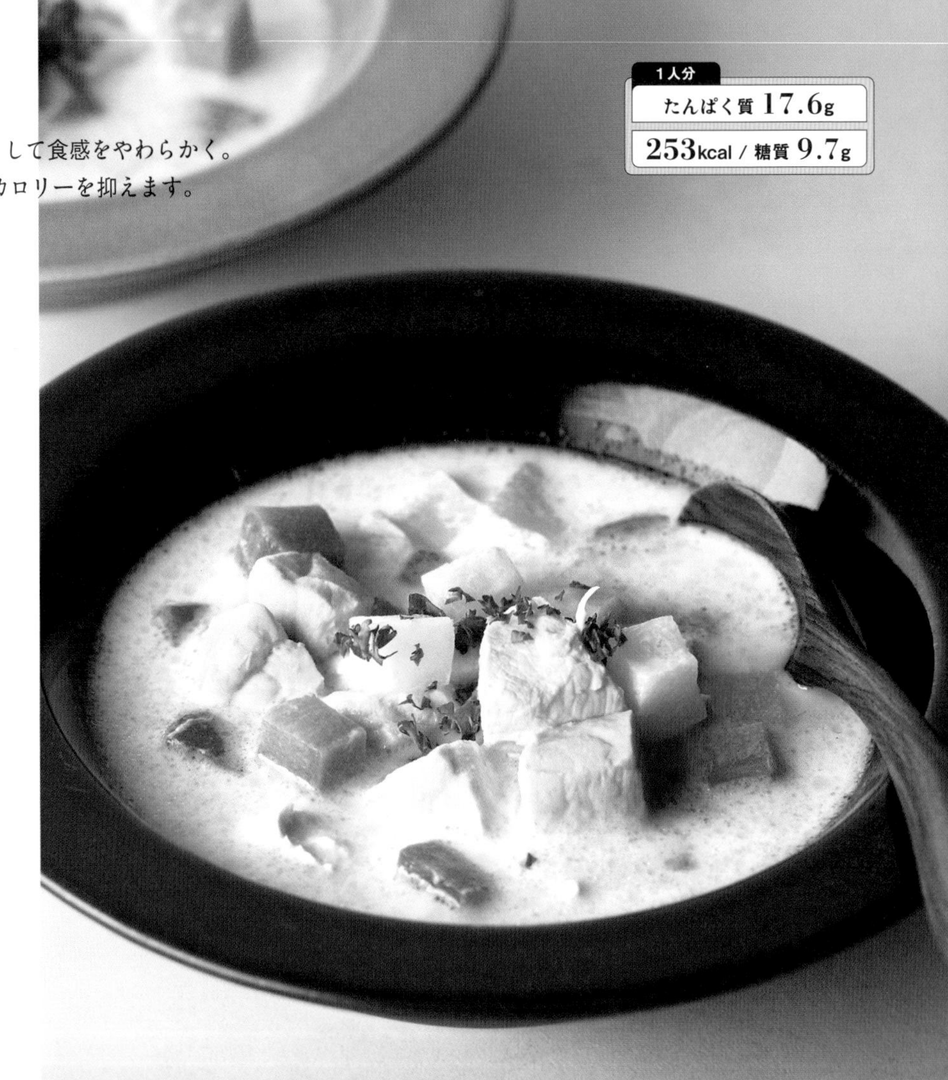

あじのつみれのすまし汁風

100gあたり19.7gの高たんぱく食材・あじの刺身で作る簡単つみれ汁。
豆腐でたんぱく質を強化したり、こんにゃく、わかめ、みつばを加えても。

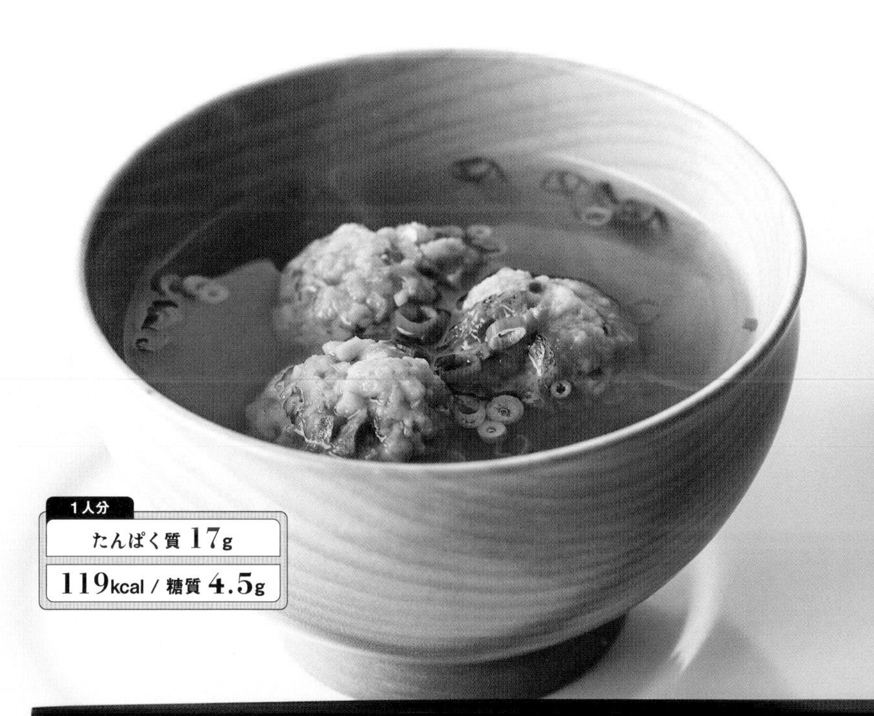

1人分
たんぱく質 17g
119kcal / 糖質 4.5g

材料 2人分

あじの刺身（三枚おろし）… 2尾分（150g）

A
- 片栗粉 … 大さじ1
- しょうが（すりおろす）… 小さじ1
- 塩 … ひとつまみ

B
- 水 … 2 1/2カップ
- 削り節 … 1袋（4g）
- しょうゆ … 小さじ1
- 塩 … 小さじ 1/2

万能ねぎ（小口切り）… 適量

作り方

1 あじは包丁で細かくたたき、Aとともにボウルに入れて手でこね（フードプロセッサーにかけてもいい）、6等分して丸める。

2 鍋にBを入れて火にかけ、煮立ったら1を加え、ふたをして弱めの中火で2〜3分煮る。器に盛り、万能ねぎをのせる。

材料 2人分

むきえび(背ワタを除き、粗く刻む)… 8尾(120g)
大根(5mm幅の半月切り)… 2cm(100g)

A | 水 … 2 1/2 カップ
  | ナンプラー、酒 … 各大さじ1

卵 … 1個
みそ … 大さじ1

作り方

1 鍋に大根、**A**を入れて火にかけ、煮立ったらふたをして中火で5分煮、えびを加えてふたをしないで弱めの中火で2分煮る。

2 強火にして溶いた卵を回し入れ、ふんわり浮いたらみそを溶く。

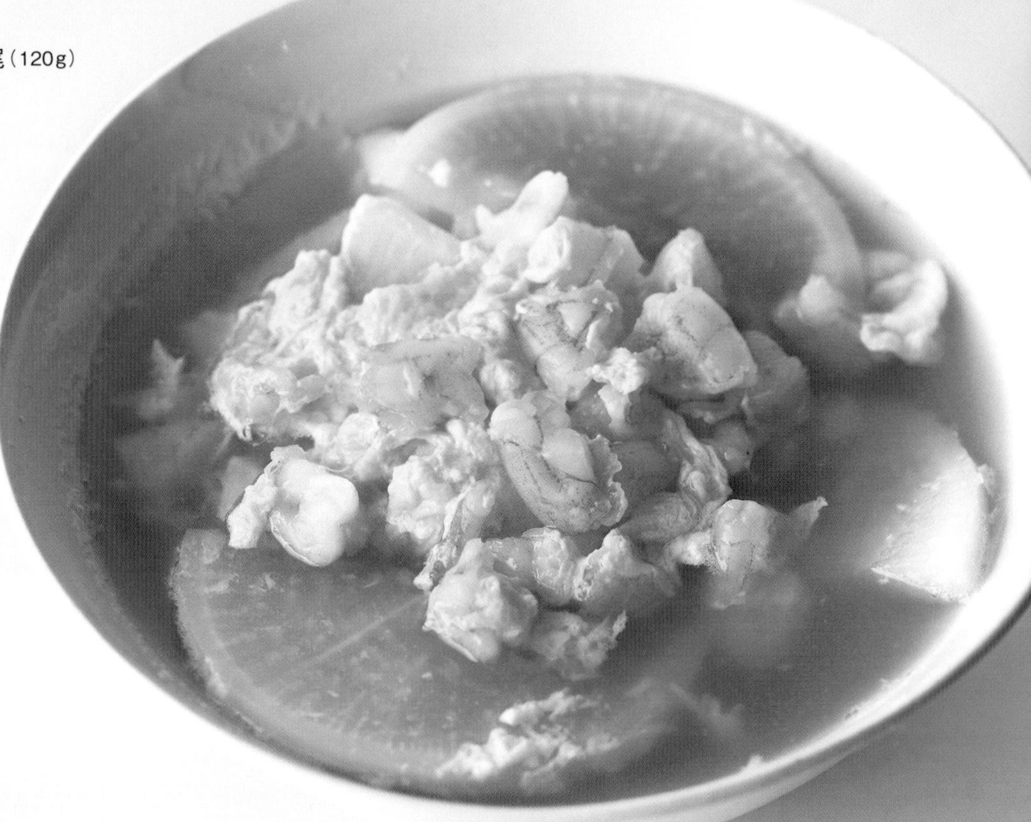

むきえびと大根のかき玉みそスープ

えびと卵、ダブルでたんぱく源を補給。みそベースにナンプラーも加えた、アジア風のひと皿です。大根は大きめに切り、かみごたえを出すのがコツ。

1人分
たんぱく質 18.3g
136kcal / 糖質 4.2g

材料 2人分

むきえび（背ワタを除く）… 8尾（120g）
プチトマト … 8個（80g）
しめじ（ほぐす）… ½パック（50g）

A | 水 … 2½カップ
  | 桜えび（乾燥・みじん切り）、ナンプラー … 各大さじ2
  | レモン汁 … 大さじ1
  | 赤唐辛子（種を除く）… 1本

パクチー（ざく切り）… 適量

作り方

1 鍋にしめじ、**A**を入れて火にかけ、煮立ったらえび、プチトマトを加え、ふたをしないで弱めの中火で3〜4分煮る。

2 器に盛り、パクチーをのせる。

1人分
たんぱく質 18.3g
115kcal / 糖質 3.8g

むきえびのトムヤムクン風

高たんぱく・低カロリーのえびをごろごろ入れ、桜えびのだしをきかせて食べごたえ満点に。酸っぱ辛いあの味を、わずか115kcalで再現しました。

いかとビーンズのポルトガル風スープ

1人分
たんぱく質 17.6g
173kcal / 糖質 8.6g

いかと豆＝ダブルのたんぱく質を、トマトベースのスープで煮た
ポルトガルの家庭料理。豆を水煮大豆にすると、より高たんぱくに。

材料 2人分

いか（やりいかなど）… 1ぱい（正味150g）
ミックスビーンズ（ドライパック）… 50g
玉ねぎ（みじん切り）… 1/4個（50g）
にんにく（みじん切り）… 1かけ
A 水 … 1 1/2カップ
　カットトマト缶 … 1/2缶（200g）
　チリパウダー、塩 … 各小さじ1/2
オリーブ油 … 小さじ2

作り方

1 いかは足を引き抜いてワタ、軟骨を除き、胴は1cm幅に切り、足は食べやすく切る。

2 鍋にオリーブ油、にんにくを入れて弱火にかけ、香りが出たら玉ねぎを加えて中火でしんなり炒め、**A**を加えて煮立ったらふたをして3分煮る。**1**、ビーンズを加え、弱めの中火で3～4分煮る。

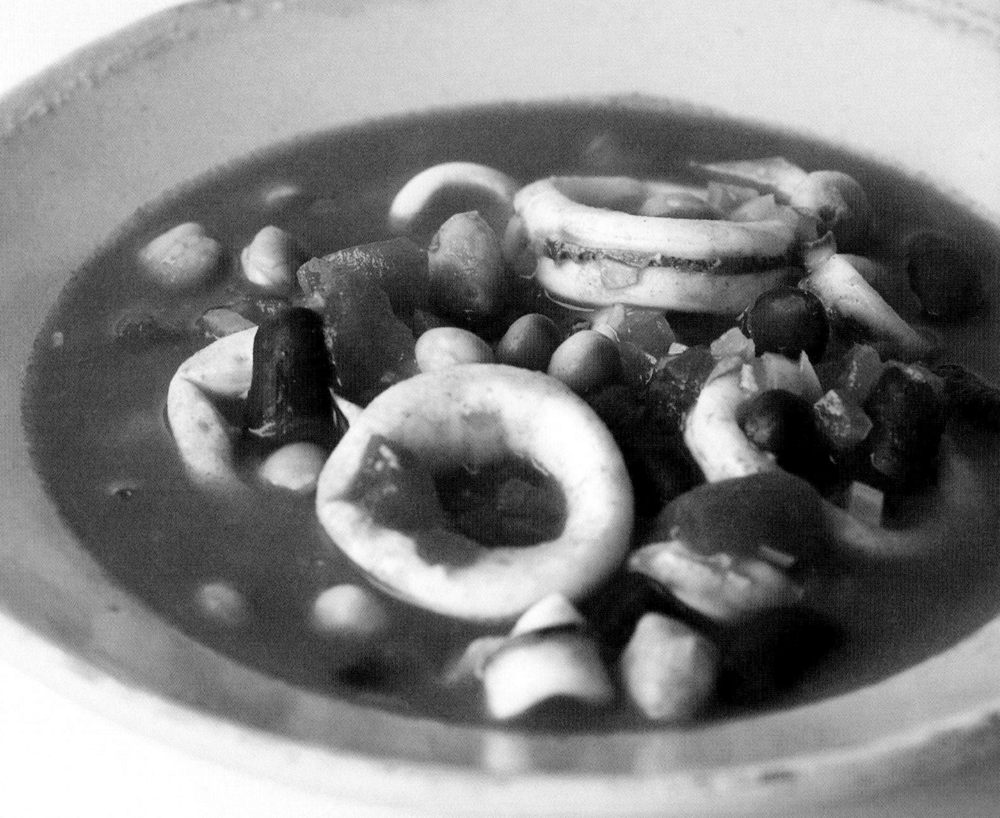

かつおのたたきの梅みぞれスープ

100gあたり25.8gと、魚の中でトップクラスのたんぱく質量を誇るかつお。
梅の酸味と大根おろしのさっぱり味で、上品な味わいです。

1人分
たんぱく質 20g
102kcal / 糖質 2.8g

材料 2人分

かつおのたたき（1cm角に切る）… 小1さく分（150g）

A
- 大根おろし（水けを軽くきる）… 4cm分（正味100g）
- 梅干し（種を除き、たたく）… 1個
- 水 … 2カップ
- 鶏ガラスープの素 … 小さじ2

万能ねぎ（2cm幅の斜め切り）… 適量

作り方

1 鍋に**A**を入れて火にかけ、煮立ったらかつおを加え、ふたをしないで弱めの中火で1分煮る。

2 器に盛り、万能ねぎをのせる。

さば缶とピーマンのガーリックカレースープ

さば缶はうまみと栄養が詰まった汁ごと使い、奥深い味のカレースープに。
ピーマンでビタミンCを補給して美肌作り。にんにくで疲労回復効果も。

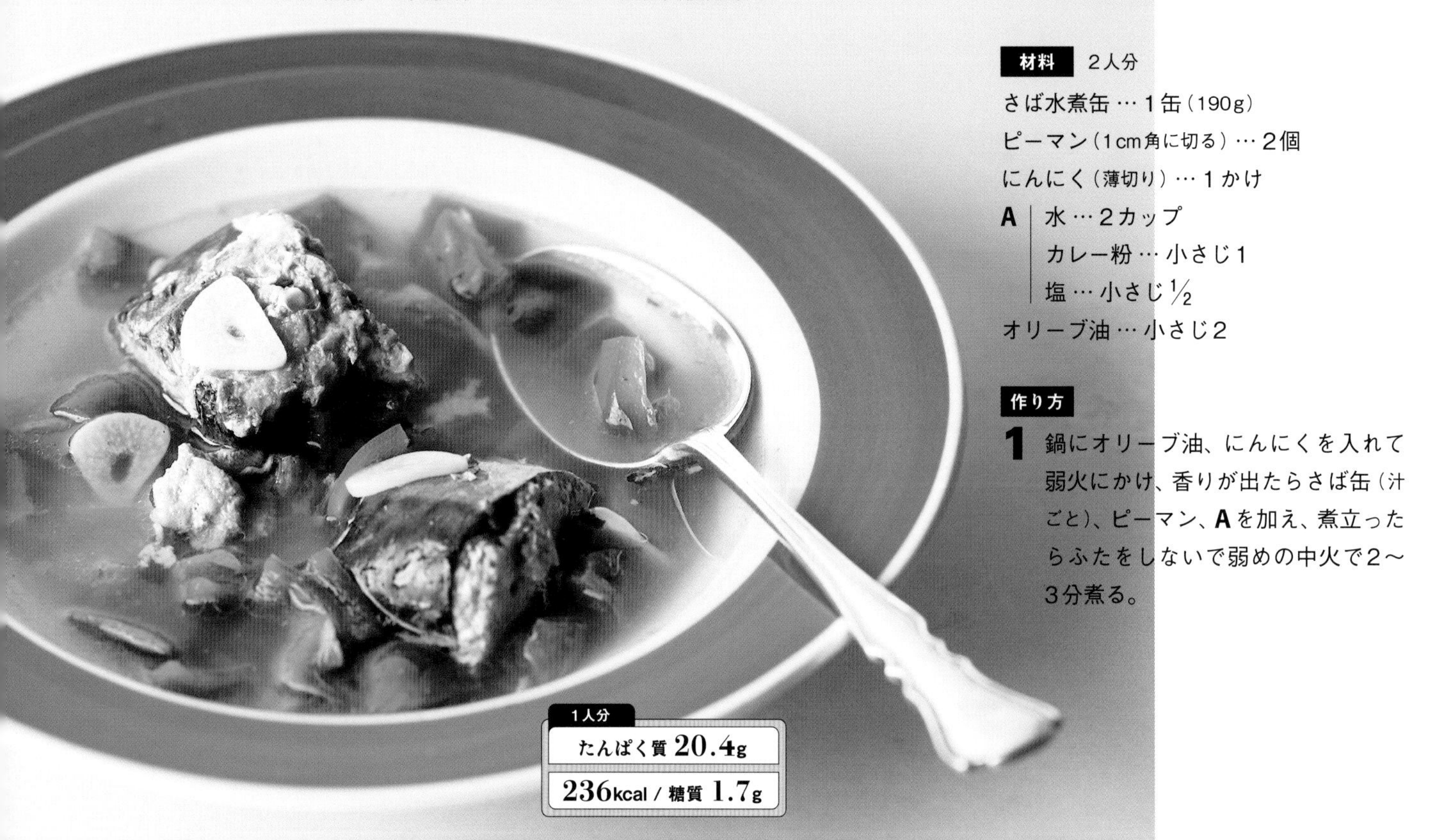

材料 2人分

さば水煮缶 … 1缶（190g）
ピーマン（1cm角に切る）… 2個
にんにく（薄切り）… 1かけ
A 水 … 2カップ
カレー粉 … 小さじ1
塩 … 小さじ$\frac{1}{2}$
オリーブ油 … 小さじ2

作り方

1 鍋にオリーブ油、にんにくを入れて弱火にかけ、香りが出たらさば缶（汁ごと）、ピーマン、**A**を加え、煮立ったらふたをしないで弱めの中火で2〜3分煮る。

1人分
たんぱく質 20.4g
236kcal / 糖質 1.7g

さば缶とかぼちゃのみそキムチスープ

糖質多めのかぼちゃは少量にし、やさしい甘みを楽しんで。100g 20.9gもの
さば缶の豊富なたんぱく質に、キムチのカプサイシンで代謝も向上します。

1人分
たんぱく質 21.8g
229kcal / 糖質 7.4g

材料 2人分

さば水煮缶 … 1缶（190g）
かぼちゃ（2cm角に切る）… 50g
白菜キムチ … 1/4カップ（50g）
水 … 2カップ
みそ … 大さじ1
黒いりごま … 適量

作り方

1 鍋にかぼちゃ、キムチ、水を入れて火にかけ、煮立ったらふたをして中火で5分煮、さば缶を汁ごと加えてふたをしないで弱めの中火で1～2分煮る。

2 みそを溶き、器に盛っていりごまをふる。

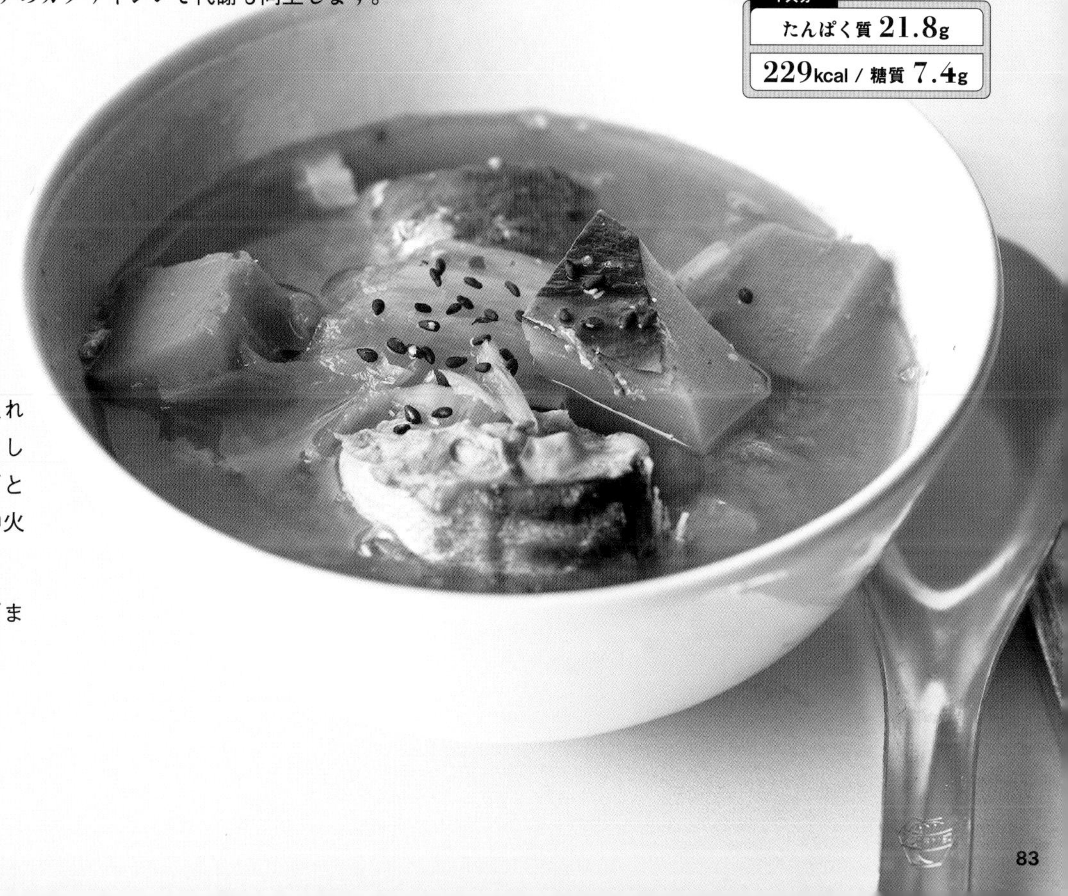

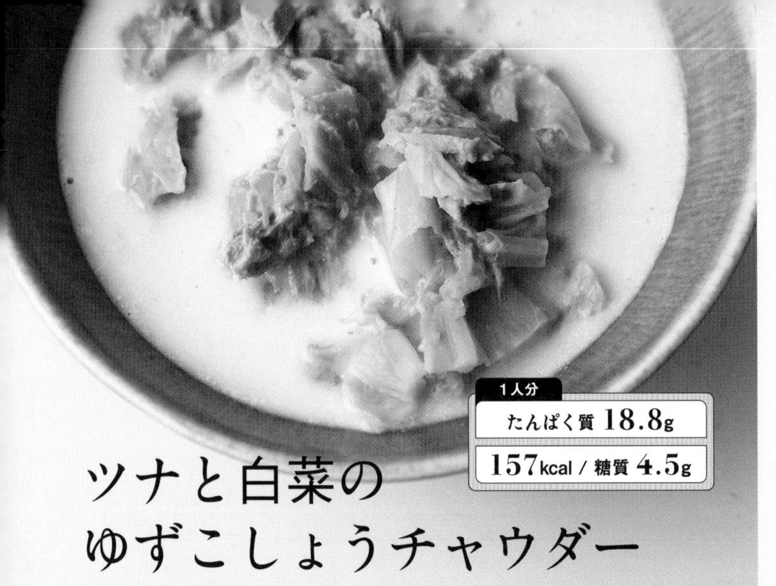

1人分

たんぱく質 18.8g

157kcal / 糖質 4.5g

ツナと白菜のゆずこしょうチャウダー

ツナ＋豆乳でたんぱく質を強化、ゆずこしょうをピリッとアクセントに。細切りの白菜でボリュームも出ます。

材料 2人分

ツナ缶（水煮）… 小2缶（140g）

A
- 白菜（横に細切り）… 1枚（100g）
- 水 … 1カップ

B
- 豆乳（成分無調整のもの）… 1 1/2カップ
- 固形スープの素 … 1個
- ゆずこしょう … 小さじ1/3〜1/2

作り方

1 鍋にAを入れて火にかけ、煮立ったらふたをして中火で3分煮、ツナ（汁ごと）、Bを加えて沸騰直前まで温める。

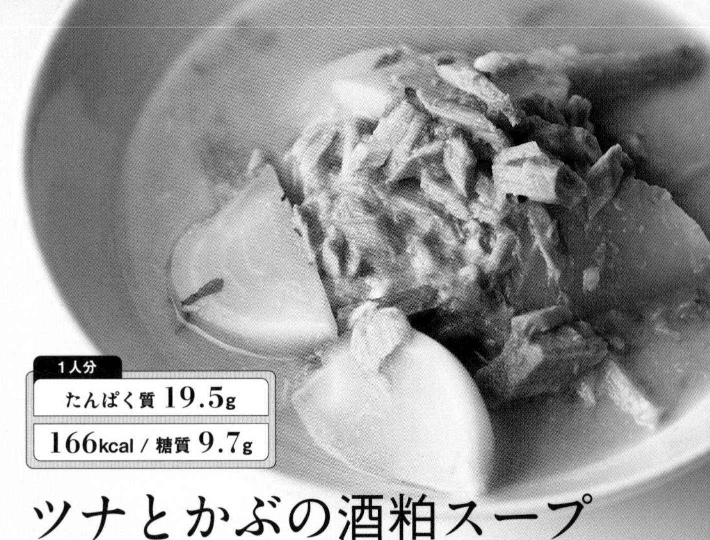

1人分

たんぱく質 19.5g

166kcal / 糖質 9.7g

ツナとかぶの酒粕スープ

手軽さNo.1のツナに、食べごたえのあるかぶを加えて。酒粕＋みそ＝ダブルの発酵食品で、腸も健康になります。

材料 2人分

ツナ缶（水煮）… 小2缶（140g）

A
- かぶ（茎を2cm残し、6等分のくし形切り）… 2個（140g）
- 水 … 2 1/2カップ
- 削り節 … 1袋（4g）

B
- 酒粕 … 大さじ3
- みそ … 大さじ1 1/2

作り方

1 鍋にAを入れて火にかけ、煮立ったらふたをして中火で5分煮、ツナ（汁ごと）、B（煮汁を少し加えて溶く）を加えて沸騰直前まで温める。

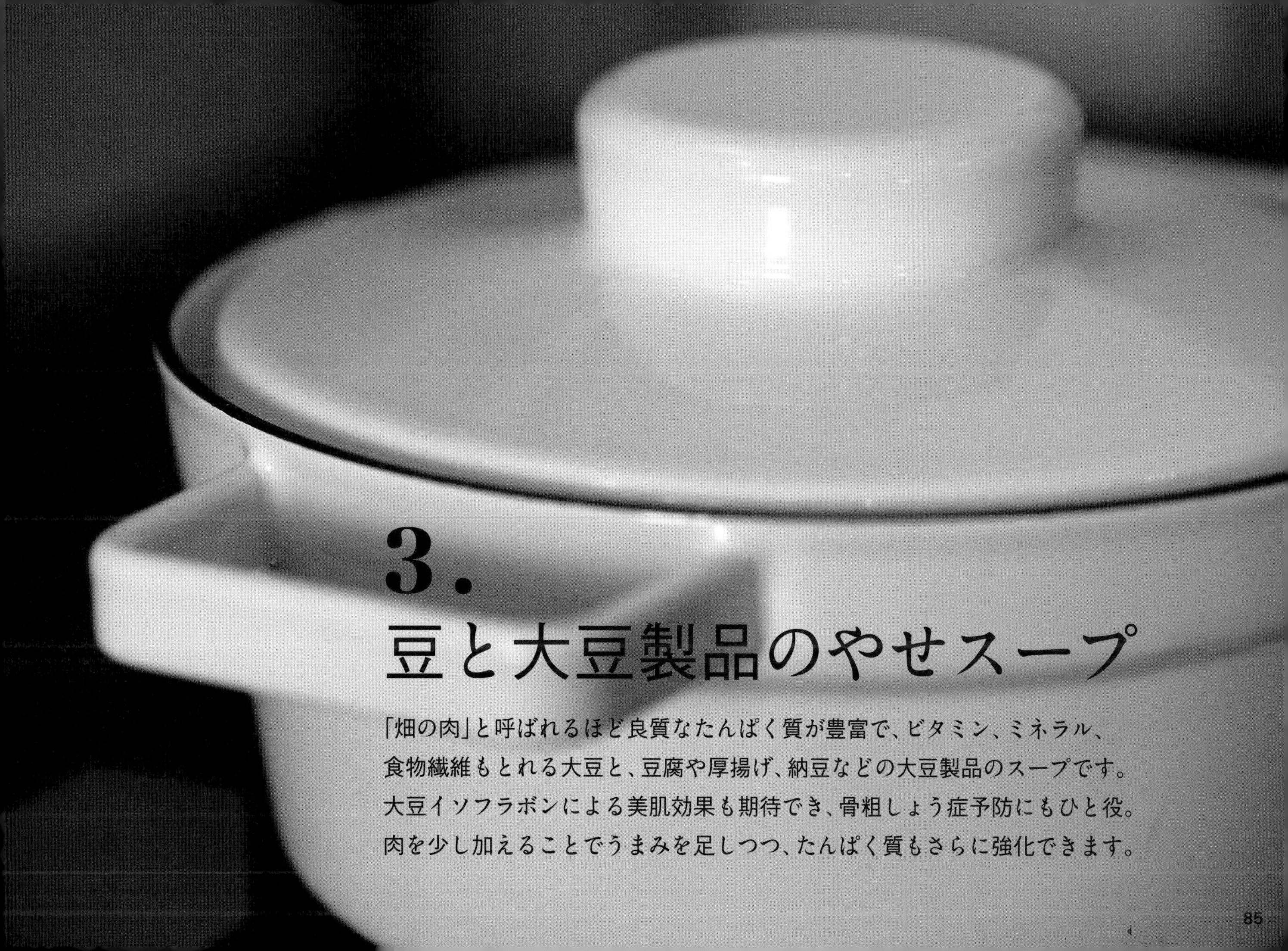

3.
豆と大豆製品のやせスープ

「畑の肉」と呼ばれるほど良質なたんぱく質が豊富で、ビタミン、ミネラル、食物繊維もとれる大豆と、豆腐や厚揚げ、納豆などの大豆製品のスープです。大豆イソフラボンによる美肌効果も期待でき、骨粗しょう症予防にもひと役。肉を少し加えることでうまみを足しつつ、たんぱく質もさらに強化できます。

大豆とウインナーのペッパースープ

植物性たんぱく質のかたまり・大豆に、ウインナーで動物性も加えて。
具だくさんでボリューム感たっぷり、ピリッと黒こしょうをきかせます。

材料 2人分

大豆（水煮・汁けをきる）… 140g
ウインナー（1cm幅に切る）… 5本
玉ねぎ（粗みじん切り）… 1/4個（50g）
A 水 … 2 1/2カップ
しょうゆ … 小さじ2
塩、黒こしょう … 各小さじ1/3
オリーブ油 … 小さじ1
黒こしょう … 適量

作り方

1 鍋にオリーブ油を熱し、ウインナー、玉ねぎを中火で薄く焼き色がつくまで炒め、大豆、**A**を加え、煮立ったらふたをして弱めの中火で3～4分煮る。

2 器に盛り、黒こしょうをふる。

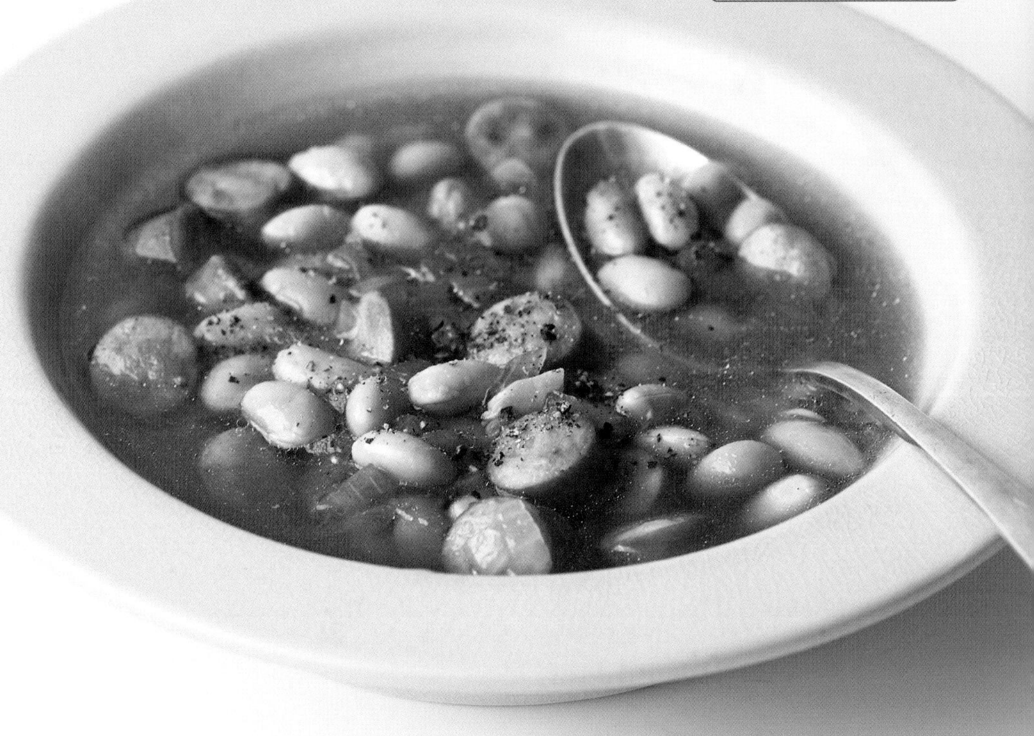

大豆と豚バラ肉のぺぺたま風スープ

100gあたり12.9gのたんぱく質を含む大豆＋卵に、少量の豚バラでコクをプラス。
豚肉は、ももやロースならカロリーダウン。にんにくでスタミナも満点です。

1人分
たんぱく質 15.3g
299kcal / 糖質 1.9g

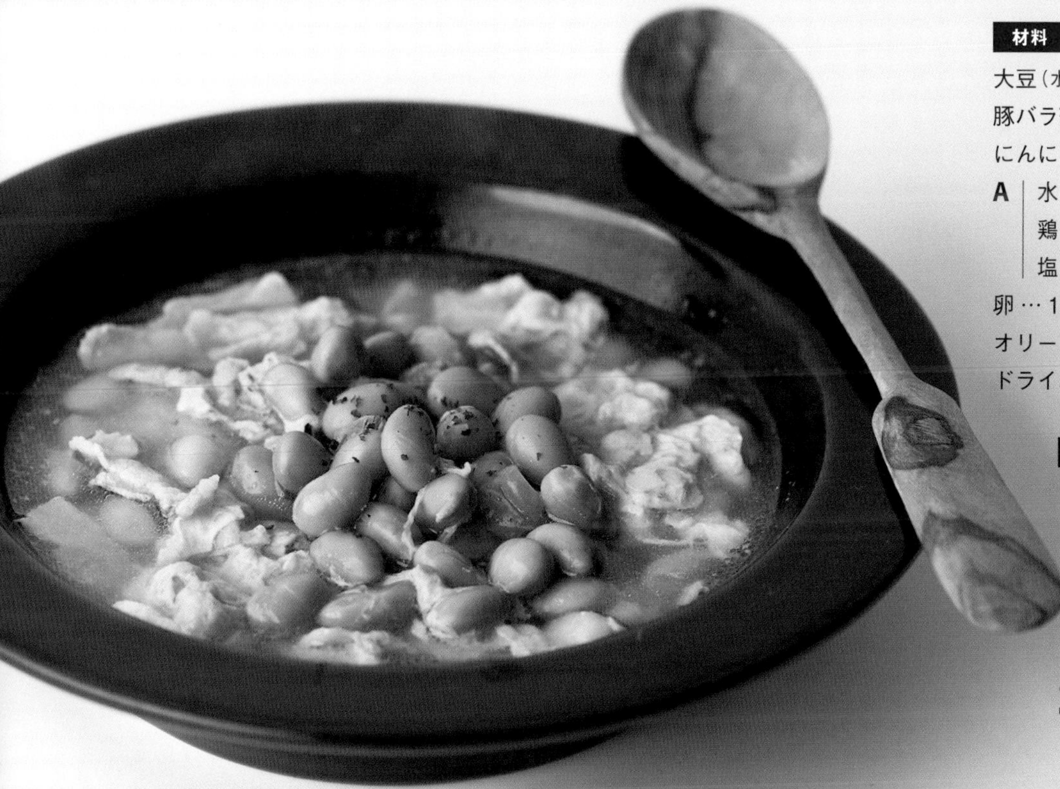

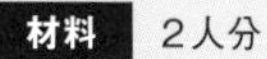

材料 2人分

大豆（水煮・汁けをきる）… 100g
豚バラ薄切り肉（1cm幅に切る）… 3枚（70g）
にんにく（みじん切り）… 1かけ
A ｜ 水 … 2 1/2カップ
　｜ 鶏ガラスープの素 … 小さじ2
　｜ 塩 … ひとつまみ
卵 … 1個
オリーブ油 … 小さじ2
ドライパセリ … 適量

作り方

1 鍋にオリーブ油、にんにくを入れて弱火にかけ、香りが出たら豚肉を加えて中火で色が変わるまで炒め、大豆、**A**を加えてふたをして煮立たせる。

2 強火にして溶いた卵を回し入れ、ふんわり浮いたら火を止める。器に盛り、パセリをふる。

大豆と牛ひき肉のグーラッシュスープ

ハンガリーの郷土料理である牛肉スープに、大豆を加えてアレンジ。
肉は手軽なひき肉で少なめですが、しっかり味でごちそう感があります。

1人分
たんぱく質 16g
295kcal / 糖質 9.8g

白いマーボー豆腐スープ

鶏ひき肉＆豆腐を1丁使うことで、ヘルシーなのにボリューム満点。
ゆずこしょうで白く仕上げたマーボー風味、ピリッとパンチがきいています。

1人分
たんぱく質 17.3g
255kcal / 糖質 6.4g

大豆と牛ひき肉の グーラッシュスープ

材料 2人分

大豆（水煮・汁けをきる）… 100g
牛ひき肉 … 100g
セロリ（粗みじん切り）… $1/2$本（40g）
A 水 … 2 $1/2$カップ
ケチャップ … 大さじ3
ウスターソース、しょうゆ … 各小さじ2
塩 … 小さじ$1/4$
オリーブ油 … 小さじ2

作り方

1 鍋にオリーブ油を熱し、ひき肉（ほぐしながら）、セロリを中火で炒め、肉の色が半分変わったら大豆、**A**を加え、煮立ったらふたをして弱めの中火で3〜4分煮る。

白いマーボー豆腐スープ

材料 2人分

絹ごし豆腐（1cm角に切る）… 1丁（300g）
鶏ひき肉（もも）… 100g
長ねぎ（みじん切り）… $1/3$本
A 水 … 2 $1/2$カップ
酒、鶏ガラスープの素 … 各小さじ2
ゆずこしょう、塩 … 各小さじ$1/3$
B 片栗粉、水 … 各小さじ2
ごま油 … 小さじ2
長ねぎの青い部分（斜め薄切り）… 適量

作り方

1 鍋にごま油を熱し、ひき肉（大きめにほぐしながら）、長ねぎを中火で炒め、肉の色が半分変わったら豆腐、**A**を加え、煮立ったらふたをして弱めの中火で3〜4分煮る。

2 混ぜた**B**を加えてとろみをつけ、器に盛って長ねぎの青い部分をのせる。

肉豆腐の和風スープ

1丁で21gのたんぱく質がとれる木綿豆腐を大きめに切れば、満足度十分。
豚肉のうまみ、削り節がふわりと香る、ほっとする味わいです。

1人分
たんぱく質 23.1g
205kcal / 糖質 9.1g

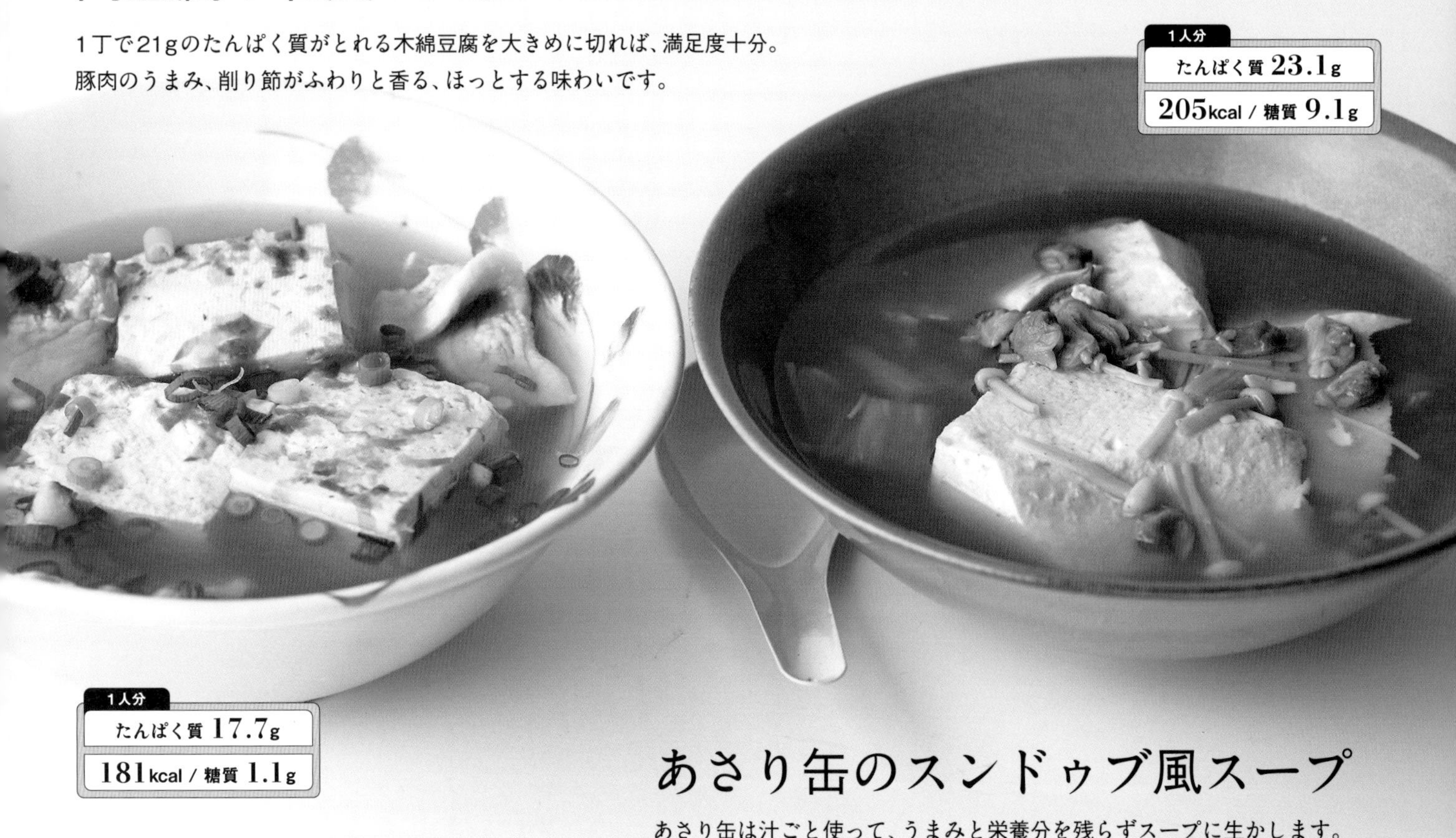

1人分
たんぱく質 17.7g
181kcal / 糖質 1.1g

あさり缶のスンドゥブ風スープ

あさり缶は汁ごと使って、うまみと栄養分を残らずスープに生かします。
高たんぱく・低脂肪のシーフードミックス、エリンギで作っても美味。

肉豆腐の和風スープ

材料 2人分

木綿豆腐（6等分に切る）… 1丁（300g）
豚ロース薄切り肉（しゃぶしゃぶ用）… 7枚（50g）
A 水 … 2カップ
削り節 … 1袋（4g）
しょうゆ … 小さじ1
塩 … 小さじ1/2
万能ねぎ（小口切り）… 2本

作り方

1 鍋に豆腐、**A**を入れて火にかけ、煮立ったらふたをして弱めの中火で5〜6分煮、豚肉を加えて色が変わるまで1〜2分煮る。

2 器に盛り、万能ねぎをのせる。

あさり缶のスンドゥブ風スープ

材料 2人分

あさり水煮缶 … 1缶（130g）
A 絹ごし豆腐（大きめのスプーンですくう）… 1丁（300g）
えのきだけ（長さを4等分に切る）… 1/2袋（50g）
水 … 2 1/2カップ
コチュジャン、みそ、しょうゆ … 各小さじ2
にんにく（すりおろす）… 小さじ1

作り方

1 鍋に**A**、あさりの缶汁を入れて火にかけ、煮立ったらふたをして弱めの中火で6〜7分煮、あさりの身を加えてさっと煮る。

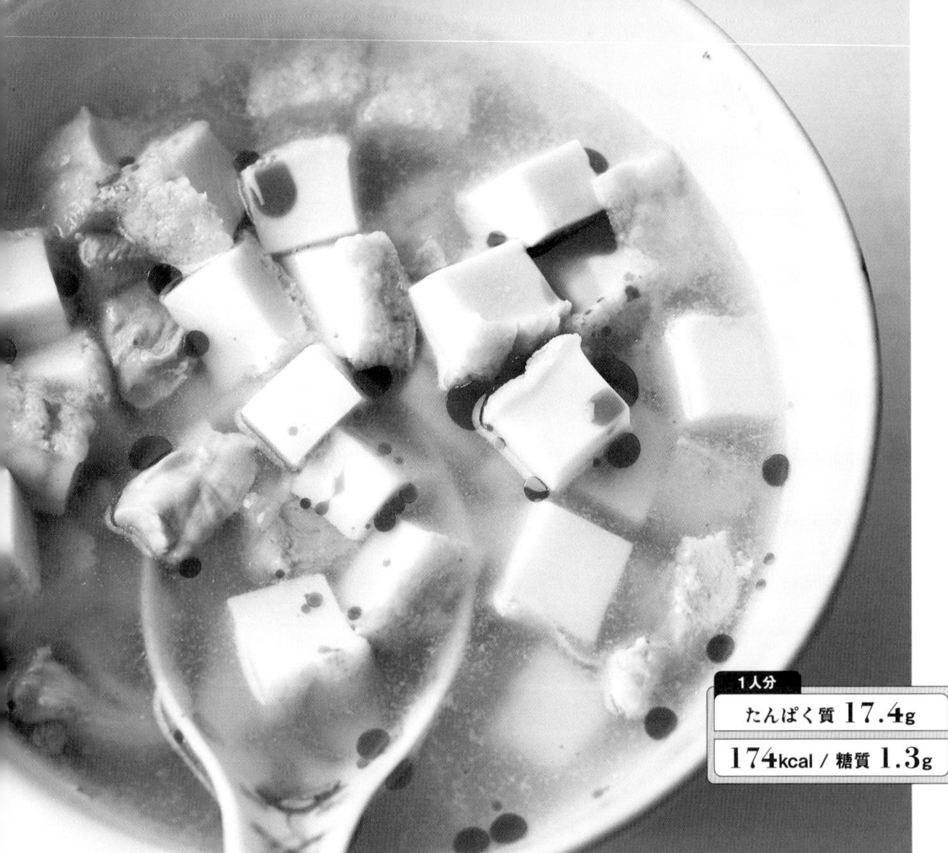

材料 2人分

厚揚げ（1cm角に切る）… 1枚（150g）
鶏もも肉（皮なし・1cm角に切る）… $\frac{1}{2}$枚（120g）
A | 水 … 2 $\frac{1}{2}$ カップ
　| 酒 … 小さじ2
　| 塩 … 小さじ $\frac{2}{3}$
ラー油 … 小さじ $\frac{1}{2}$

作り方

1 鍋に**A**を入れて火にかけ、煮立ったら厚揚げ、鶏肉を加え、ふたをして弱めの中火で5〜6分煮る。

2 器に盛り、ラー油を回しかける。

1人分
たんぱく質 17.4g
174kcal / 糖質 1.3g

厚揚げのピリ辛中華スープ

豆腐製品の中でも高たんぱくの厚揚げに、鶏肉のうまみをプラス。
厚揚げを油抜きしたり、ラー油を減らせばさらにカロリーダウンも。

油揚げと里いもの豚汁

いも類の中で低カロリー＆低糖質No.1の里いもを使って。
手軽な豚こま肉でコクを出し、七味で味にメリハリをつけます。

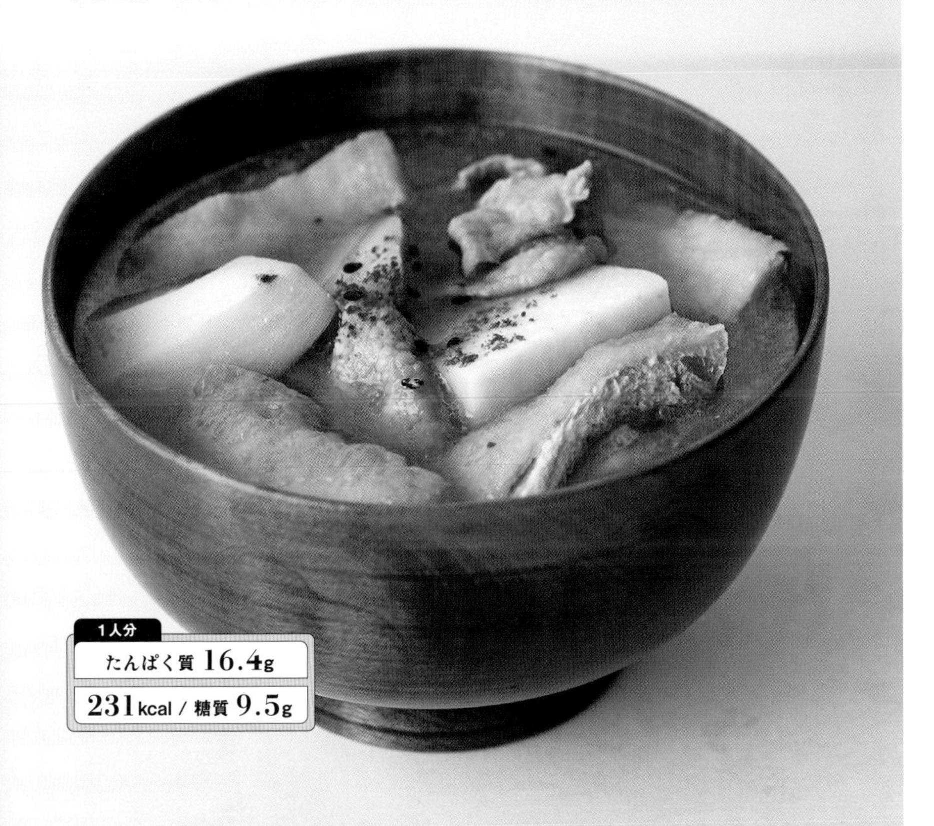

1人分
たんぱく質 16.4g
231kcal / 糖質 9.5g

材料 2人分

油揚げ（縦半分に切り、1cm幅に切る）… 1枚（30g）
里いも（縦4等分に切る）… 2個（100g）
豚こま切れ肉…100g
水 … 2 ½カップ
みそ … 大さじ2
ごま油 … 小さじ1
七味唐辛子 … 適量

作り方

1 鍋にごま油を熱し、豚肉を中火で色が変わるまで炒め、油揚げ、里いも、水を加え、煮立ったらふたをして弱めの中火で6〜7分煮る。

2 みそを溶き、器に盛って七味をふる。

材料 2人分

高野豆腐（水に5分つけて戻し、
　水けを絞って縦横半分に切る）… 3枚（50g）

白菜（3cm角に切る）… 1枚（100g）

A
- 水 … $1\frac{1}{2}$カップ
- 塩 … 小さじ$\frac{1}{4}$

B
- 牛乳 … 1カップ
- みそ … 大さじ$1\frac{1}{2}$

作り方

1 鍋に高野豆腐、白菜、**A**を入れて火にかけ、煮立ったらふたをして弱めの中火で5分煮る。

2 **B**（みそは溶いて）を加え、沸騰直前まで温める。

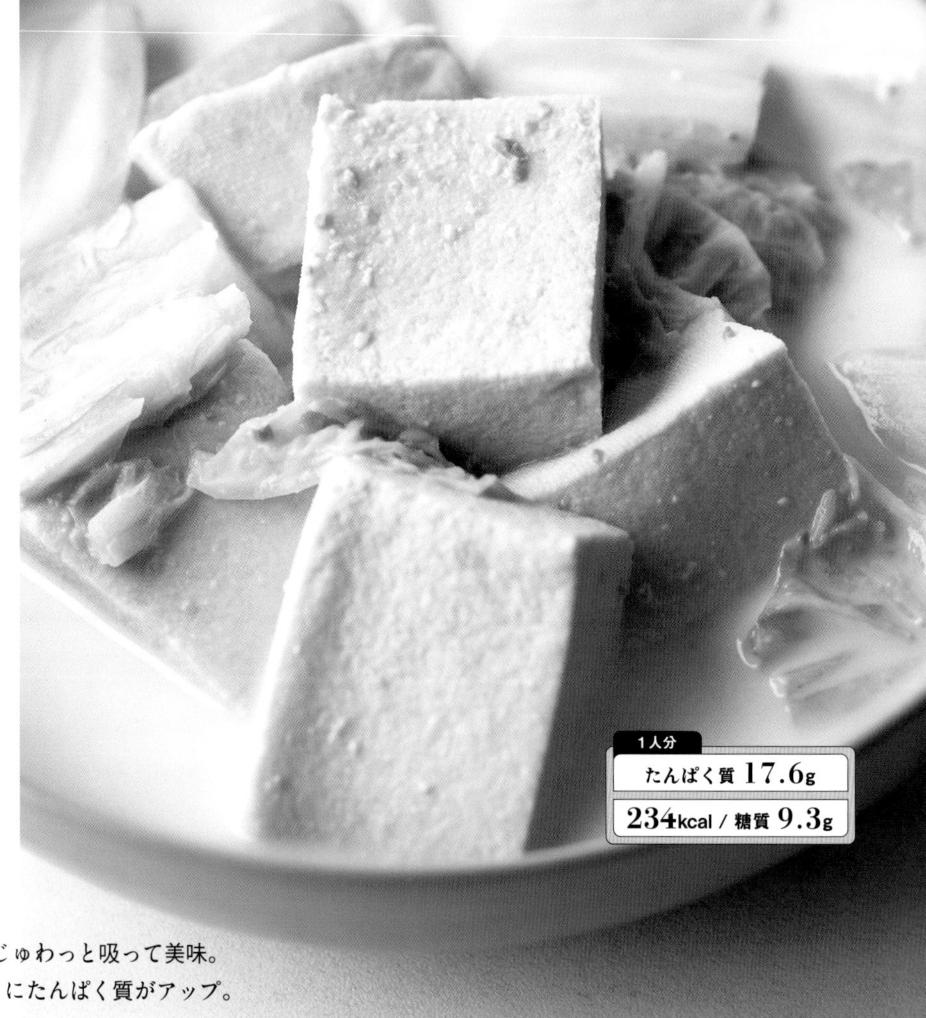

1人分
たんぱく質 17.6g
234kcal / 糖質 9.3g

高野豆腐と白菜の みそクリームスープ

1枚8gの高たんぱく食材・高野豆腐が、スープをじゅわっと吸って美味。
白菜のカリウムでむくみ予防。豆乳で作れば、さらにたんぱく質がアップ。

納豆ともずくの黒酢スープ

高たんぱくの発酵食品・納豆と、食物繊維豊富なもずくの腸活スープ。
コク出しの豚肉は、少量でカロリーダウン。黒酢の酸味がさわやかです。

材料 2人分

納豆 … 2パック（80g）
もずく（黒酢味のもの）… 1パック（60g）
豚ロース薄切り肉（2cm幅に切る）… 3枚（100g）
A 水 … 2 ½カップ
しょうゆ、鶏ガラスープの素 … 各小さじ1

作り方

1 鍋に**A**を入れて火にかけ、煮立ったら豚肉を加えて弱めの中火で色が変わるまで煮、納豆、もずく（汁ごと）を加え、沸騰直前まで温める。

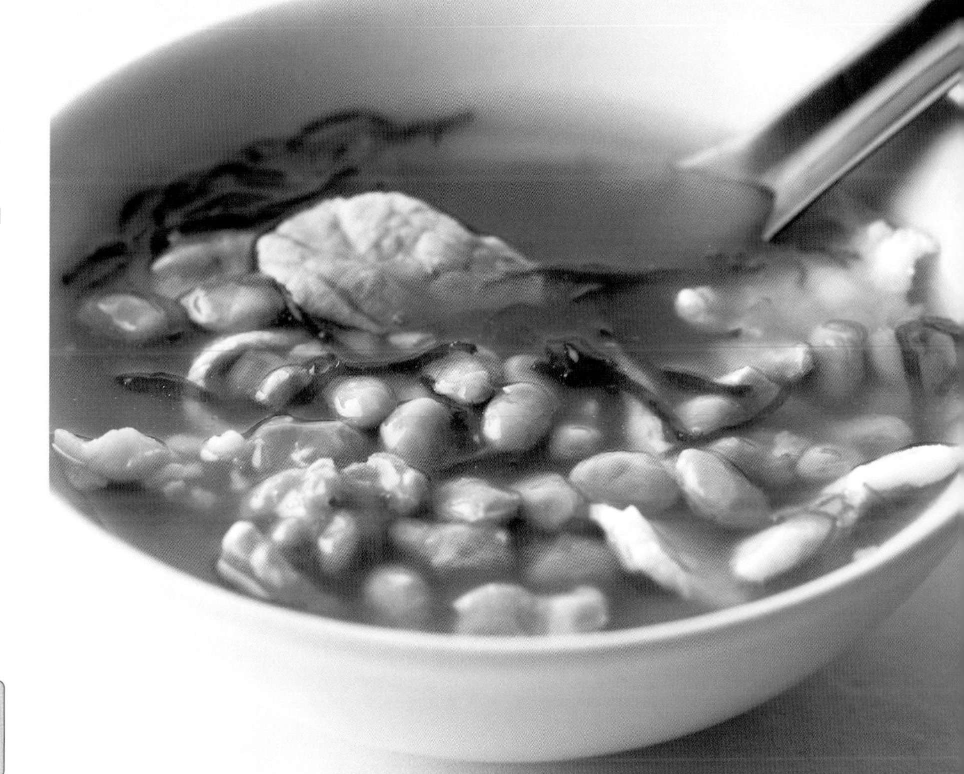

1人分
たんぱく質 17.6g
187kcal / 糖質 1.9g

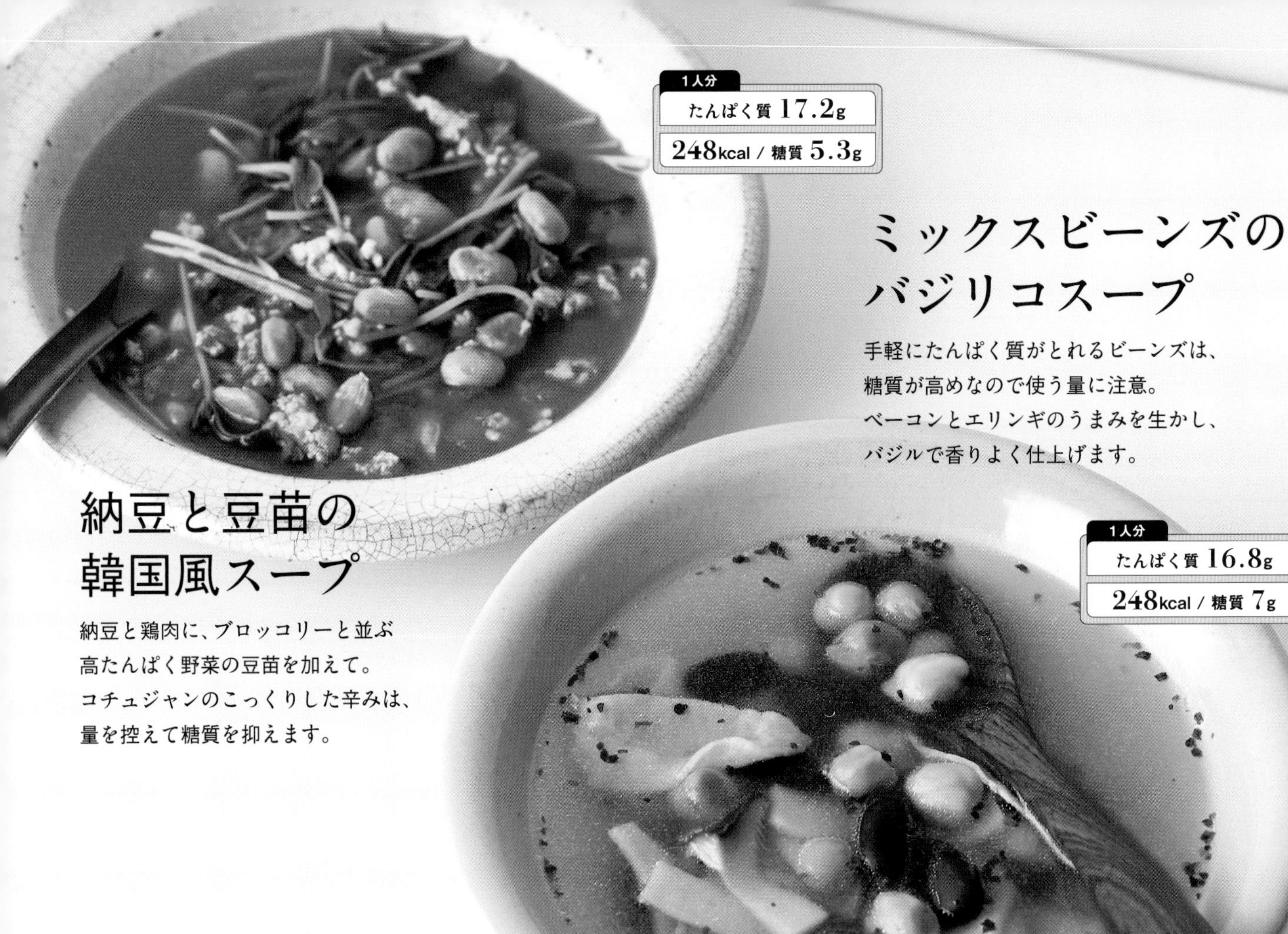

1人分
たんぱく質 17.2g
248kcal / 糖質 5.3g

ミックスビーンズのバジリコスープ

手軽にたんぱく質がとれるビーンズは、
糖質が高めなので使う量に注意。
ベーコンとエリンギのうまみを生かし、
バジルで香りよく仕上げます。

納豆と豆苗の韓国風スープ

納豆と鶏肉に、ブロッコリーと並ぶ
高たんぱく野菜の豆苗を加えて。
コチュジャンのこっくりした辛みは、
量を控えて糖質を抑えます。

1人分
たんぱく質 16.8g
248kcal / 糖質 7g

納豆と豆苗の韓国風スープ

材料 2人分

納豆…2パック(80g)
豆苗(長さを3等分に切る)…½袋
鶏ひき肉(もも)…100g
水…2½カップ
A しょうゆ…大さじ1
　コチュジャン、酒…各小さじ2
ごま油…小さじ2

作り方

1 鍋にごま油を熱し、ひき肉をほぐしながら中火で炒め、色が半分変わったら水を加え、煮立ったら納豆、**A**を加えてふたをして弱めの中火で3〜4分煮る。

2 豆苗を加え、さっと煮る。

ミックスビーンズのバジリコスープ

材料 2人分

ミックスビーンズ(ドライパック)…100g
ベーコン(2cm幅に切る)…4枚
エリンギ(縦半分に切り、長さを半分に切って薄切り)…1本
A 水…2½カップ
　固形スープの素…1個
　ドライバジル…小さじ½

作り方

1 鍋に**A**を入れて火にかけ、煮立ったらベーコン、エリンギを加え、ふたをして弱めの中火で3〜4分煮る。

2 ビーンズを加え、さっと煮る。

材料 2人分

ミックスビーンズ（ドライパック）… 100g
鶏もも肉（皮なし・1cm角に切る）… 1/2枚（120g）
トマト（1cm角に切る）… 小1個（100g）
にんにく（みじん切り）… 1かけ
A 水 … 2 1/2カップ
塩 … 小さじ1
オリーブ油 … 小さじ2

作り方

1 鍋にオリーブ油、にんにくを入れて弱火にかけ、香りが出たら鶏肉を加えて中火で色が変わるまで炒め、トマト、**A**を加え、煮立ったらふたをして弱めの中火で4〜5分煮る。

2 ビーンズを加え、さっと煮る。

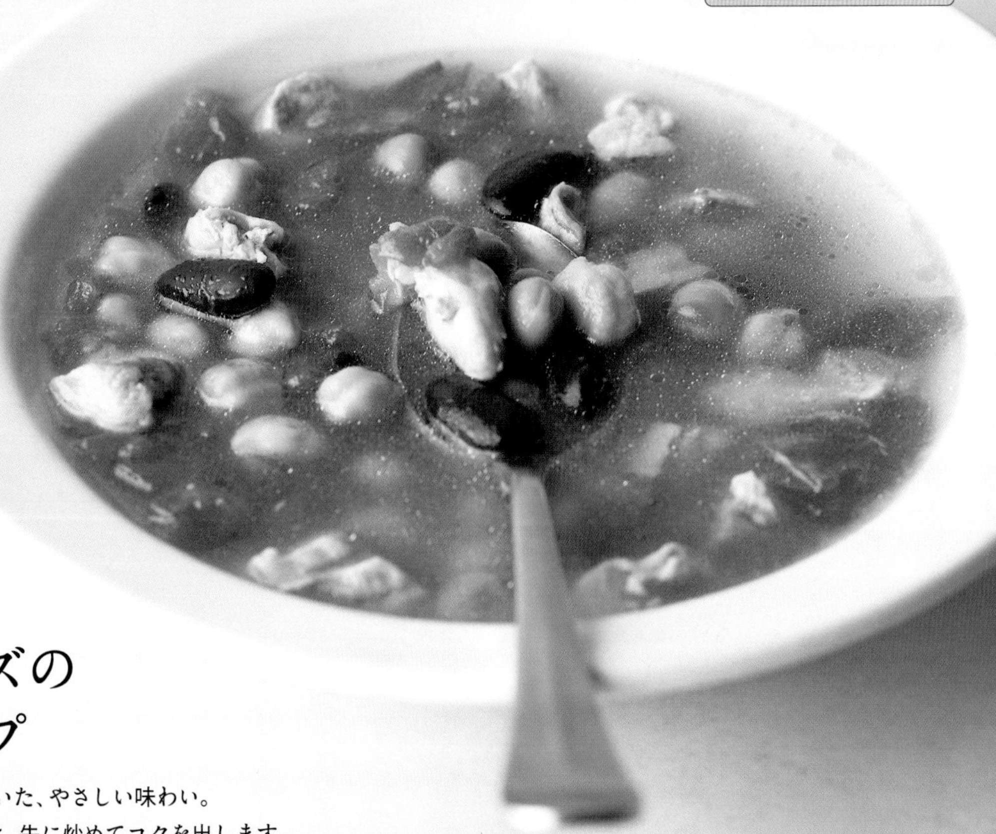

1人分
たんぱく質 17.4g
199kcal / 糖質 8.1g

ミックスビーンズのポモドーロスープ

ポモドーロ＝トマトの酸味とだしがきいた、やさしい味わい。
豆と鶏肉でダブルのたんぱく質。鶏肉は、先に炒めてコクを出します。

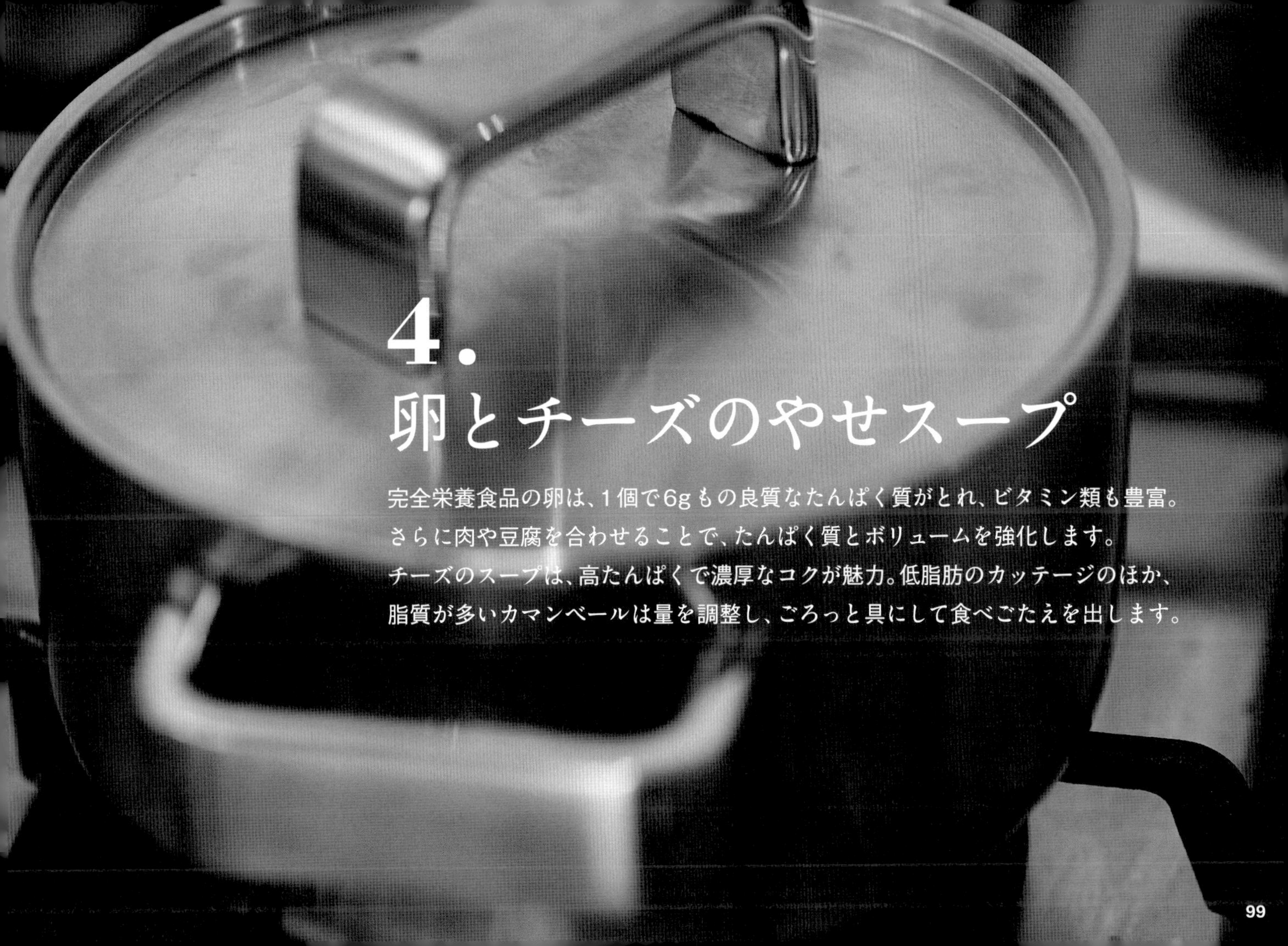

4.
卵とチーズのやせスープ

完全栄養食品の卵は、1個で6gもの良質なたんぱく質がとれ、ビタミン類も豊富。
さらに肉や豆腐を合わせることで、たんぱく質とボリュームを強化します。
チーズのスープは、高たんぱくで濃厚なコクが魅力。低脂肪のカッテージのほか、
脂質が多いカマンベールは量を調整し、ごろっと具にして食べごたえを出します。

かに玉風とろみスープ

卵と豆腐のたんぱく質コンビに、かにかまでうまみ出し。
ポン酢の酸味にオイスターソースを合わせ、コク深い味です。

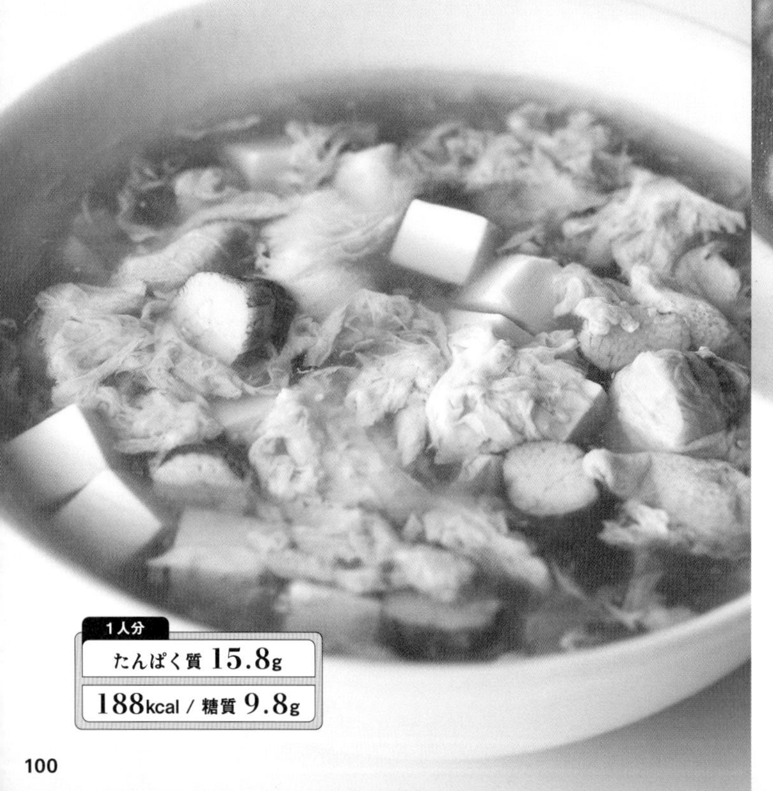

1人分
たんぱく質 15.8g
188kcal / 糖質 9.8g

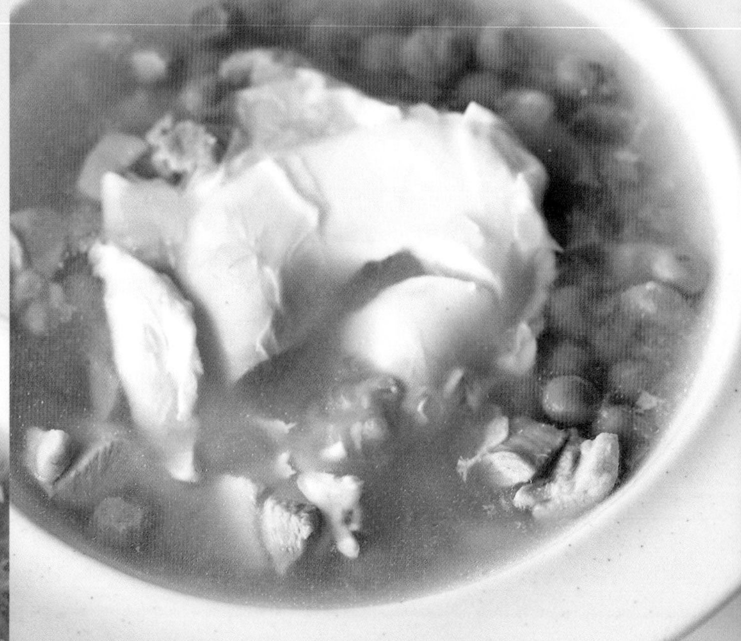

1人分
たんぱく質 16.1g
171kcal / 糖質 4.8g

ポーチドエッグとグリーンピースのスープ

卵＋鶏肉＋豆で、たんぱく質がぎゅっと詰まったスープ。
グリーンピースは、ビタミンB_1が豊富で疲労回復効果も。

卵焼きとねぎの和風スープ

タイで出会った卵焼き入りスープに、チーズをプラス。
かつおだしがしみた卵焼きが、くせになるおいしさ。

クンパッポンカリー風スープ

タイのかに入りカレー炒めを、クン（桜えび）でアレンジ。
ふんわり卵とうまみの鶏ひきで、たんぱく質を補います。

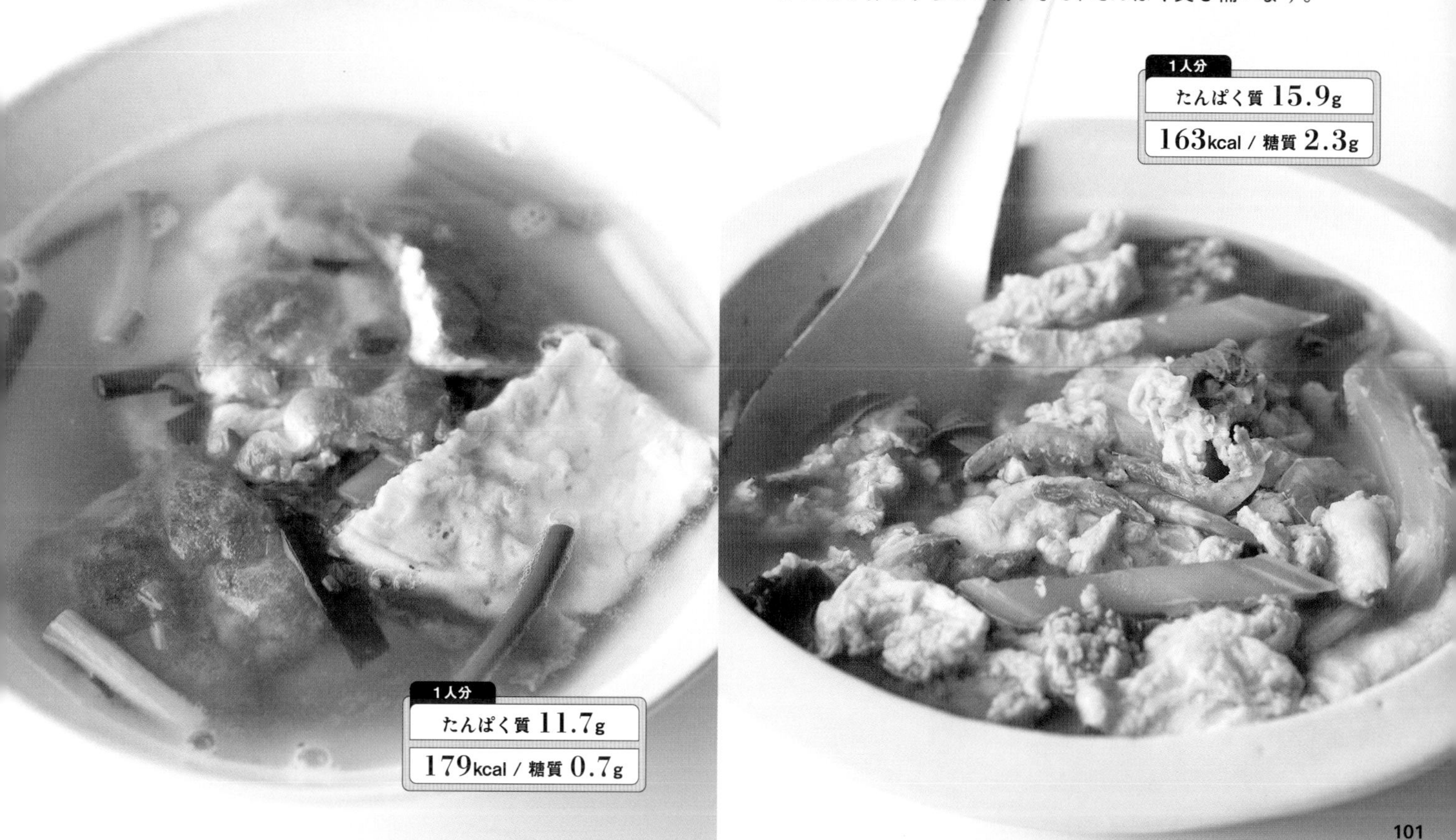

1人分
たんぱく質 11.7g
179kcal / 糖質 0.7g

1人分
たんぱく質 15.9g
163kcal / 糖質 2.3g

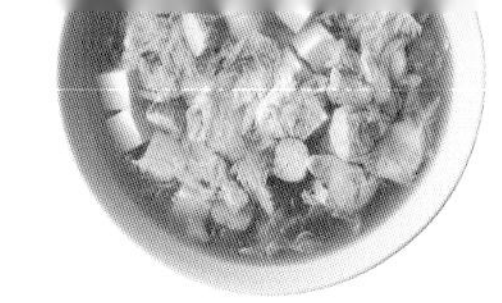

かに玉風とろみスープ

材料 2人分

卵…2個
かにかま（1cm幅に切る）…5本
絹ごし豆腐（1cm角に切る）…1/2丁（150g）
A | 水…2 1/2カップ
ポン酢じょうゆ…大さじ3
オイスターソース…大さじ1
B | 片栗粉、水…各小さじ2

作り方

1 鍋に**A**を入れて火にかけ、煮立ったらかにかま、豆腐を加えて弱めの中火でさっと煮、混ぜた**B**を加えてとろみをつける。

2 強火にして溶いた卵を回し入れ、ふんわり浮いたら火を止める。

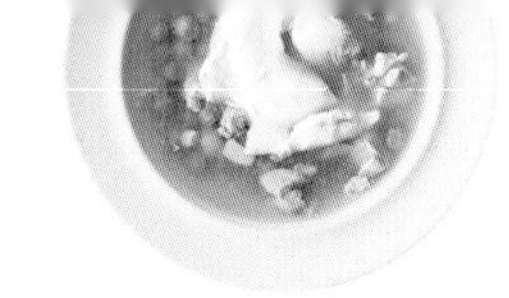

ポーチドエッグとグリーンピースのスープ

材料 2人分

卵…2個
鶏もも肉（皮なし・1cm角に切る）…1/3枚（80g）
グリーンピース（冷凍）…大さじ3
玉ねぎ（みじん切り）…1/4個（50g）
A | 水…2 1/2カップ
固形スープの素…1個

作り方

1 鍋にグリーンピース、玉ねぎ、**A**を入れて火にかけ、煮立ったら鶏肉を加え、ふたをして弱めの中火で4～5分煮る。

2 卵を割り入れ、ふたをして卵が固まるまで2分煮る。

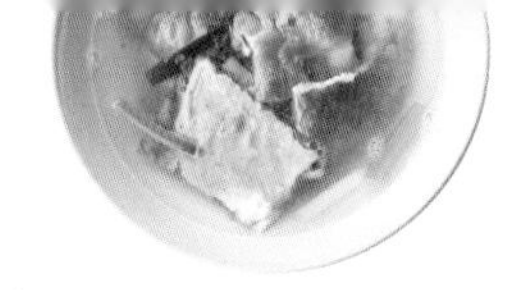

卵焼きとねぎの和風スープ

材料 2人分

卵 … 2個
ピザ用チーズ … 大さじ3

万能ねぎ（2cm幅に切る）… 2本

A 水 … 2 1/2カップ
削り節 … 1袋（4g）
塩 … 小さじ2/3

ごま油 … 小さじ2

作り方

1 卵は溶きほぐしてチーズを混ぜ、ごま油を熱した鍋に広げて中火で片面をカリッと焼き、ヘラで3cm角に切る。

2 **A**を加えて中火でひと煮立ちさせ、万能ねぎを加えてさっと煮る。

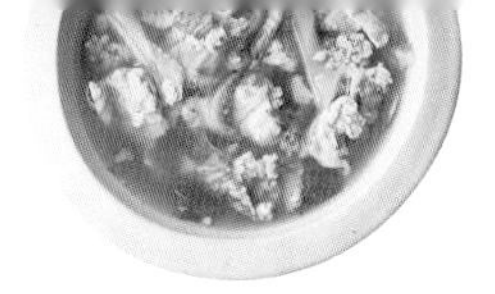

クンパッポンカリー風スープ

材料 2人分

卵 … 2個
鶏ひき肉（もも）… 50g
セロリ（茎は斜め薄切りにし、葉はざく切り）… 1/2本（40g）

A 水 … 2 1/2カップ
桜えび（乾燥）、ナンプラー … 各大さじ1

B オイスターソース … 小さじ2
カレー粉 … 小さじ1

作り方

1 鍋にセロリ、**A**を入れて火にかけ、煮立ったらひき肉を加えてほぐしながら中火で3分煮る。

2 強火にして溶いた卵を回し入れ、ふんわり浮いたら**B**を加えてさっと煮る。

カマンベールのオニオン豆乳スープ

小さく切った鶏肉、豆乳も合わせてより高たんぱくに。
チーズは大きいまま最後にのせ、具材として楽しみます。

1人分
たんぱく質 20.9g
289kcal / 糖質 7.3g

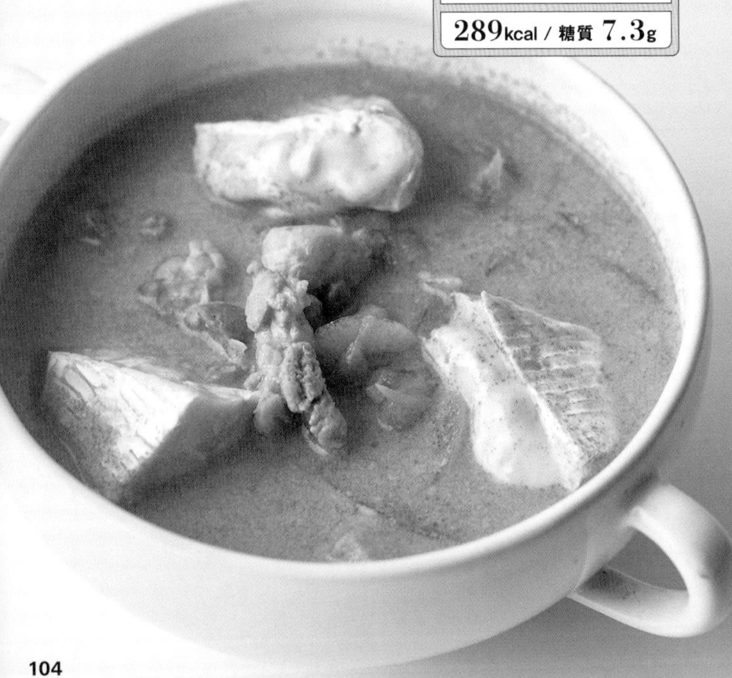

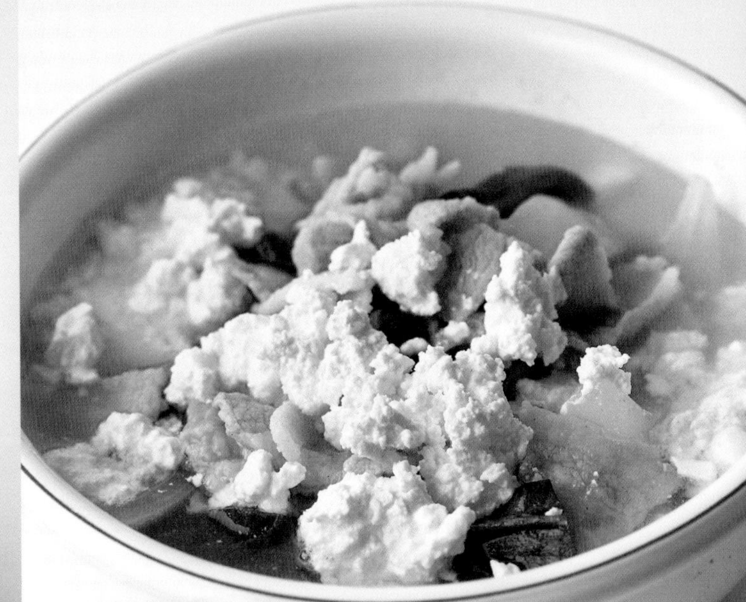

1人分
たんぱく質 14.7g
274kcal / 糖質 4.2g

カッテージチーズとほうれんそうのカレースープ

低糖質・低カロリーのカッテージ＋豚肉でたんぱく質を強化。
ビタミン＆ミネラル豊富なほうれんそうで、免疫力もアップ。

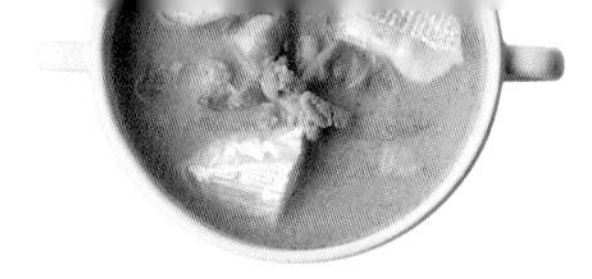

カマンベールの オニオン豆乳スープ

材料 2人分

カマンベールチーズ（縦6等分に切る）… 1個（90g）
鶏もも肉（皮なし・1cm角に切る）… $1/3$枚（80g）
玉ねぎ（薄切り）… $1/2$個（100g）
A 水 … $1\ 1/2$カップ
ケチャップ、しょうゆ … 各小さじ2
塩 … 小さじ$1/4$
豆乳（成分無調整のもの）… 1カップ
バター … 5g

作り方

1 鍋にバターを溶かし、鶏肉、玉ねぎを中火で肉の色が変わるまで炒め、**A**を加え、煮立ったらふたをして弱めの中火で4〜5分煮る。

2 豆乳を加えて沸騰直前まで温め、器に盛ってチーズをのせる。

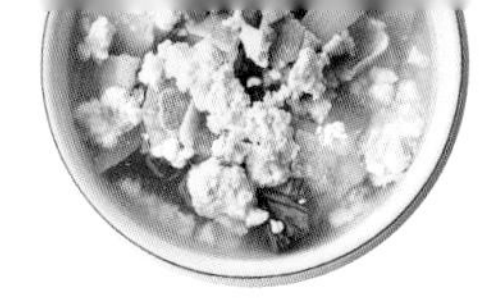

カッテージチーズと ほうれんそうのカレースープ

材料 2人分

カッテージチーズ … 100g
豚バラ薄切り肉（2cm幅に切る）… 4枚（100g）
ほうれんそう（2cm幅に切る）… 2株（40g）
玉ねぎ（1cm幅のくし形切り）… $1/4$個（50g）
A 水 … $2\ 1/2$カップ
固形スープの素 … 1個
カレー粉 … 小さじ1

作り方

1 鍋に玉ねぎ、**A**を入れて火にかけ、煮立ったら豚肉を加え、ふたをして弱めの中火で2〜3分煮る。

2 ほうれんそうを加えてさっと煮、器に盛ってチーズをのせる。

Column2 アジアのやせ屋台スープ

しょうが鹹豆漿（シェントウジャン）【台湾】

1人分
たんぱく質 12.9g
155kcal / 糖質 5.4g

台湾の屋台で人気の朝ごはんスープ。高たんぱくの豆乳は、
高い位置から注ぐとよく混ざります。しょうがでぽかぽか代謝もアップ。

材料 2人分

豆乳（成分無調整のもの）… 2 1/2カップ
A しょうが（みじん切り）… 1かけ
味つきザーサイ（びん詰・みじん切り）… 1/5びん（20g）
桜えび（乾燥・みじん切り）、黒酢（または酢）… 各大さじ2
しょうゆ … 小さじ1
万能ねぎ（小口切り）… 1本
ラー油 … 適量

作り方

1. Aは半量ずつ器に入れておく。豆乳は沸騰直前まで温め、高い位置からAに注ぐ。
2. 万能ねぎ、ラー油をかけ、全体を混ぜて食べる。

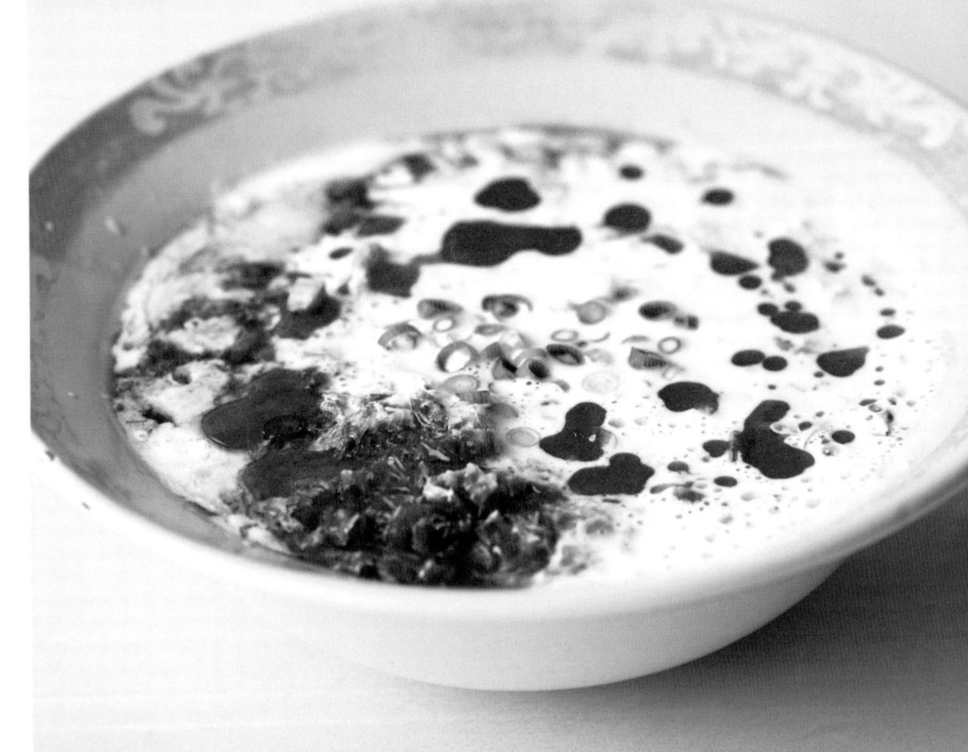

材料 2人分

牛こま切れ肉…180g
カットわかめ（乾燥）…小さじ2
A 水…2 1/2カップ
しょうゆ、酒…各小さじ2
塩…小さじ1/2
白いりごま…小さじ1/2

作り方

1 鍋に**A**を入れて火にかけ、煮立ったら牛肉、わかめを加え、ふたをして弱めの中火で3〜4分煮る。

2 器に盛り、いりごまをふる。

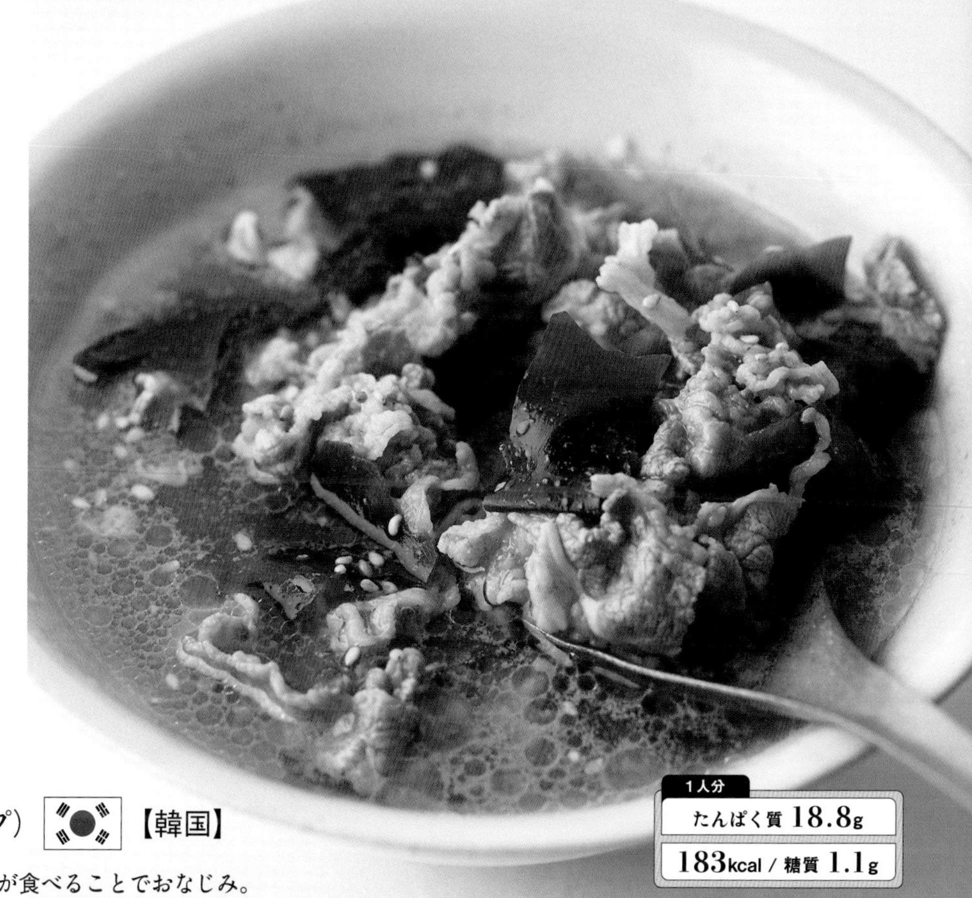

ミヨックク（わかめスープ）【韓国】

1人分
たんぱく質 18.8g
183kcal / 糖質 1.1g

韓国のわかめスープは、誕生日や産後の女性が食べることでおなじみ。
低カロリーで食物繊維豊富なわかめに、牛肉でたんぱく質はしっかり。

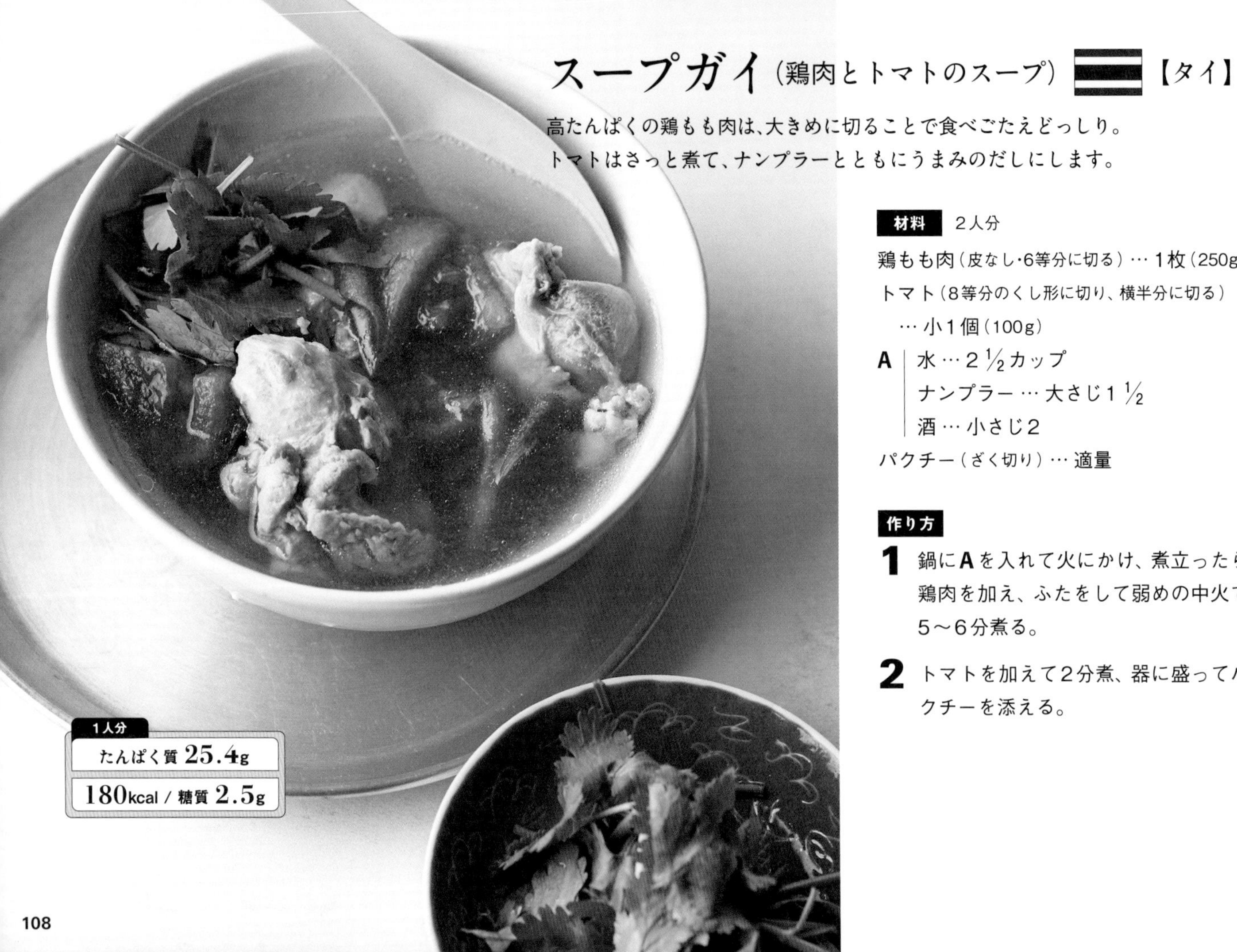

スープガイ（鶏肉とトマトのスープ）【タイ】

高たんぱくの鶏もも肉は、大きめに切ることで食べごたえどっしり。
トマトはさっと煮て、ナンプラーとともにうまみのだしにします。

材料 2人分

鶏もも肉（皮なし・6等分に切る）… 1枚（250g）
トマト（8等分のくし形に切り、横半分に切る）
… 小1個（100g）
A
水 … 2 ½カップ
ナンプラー … 大さじ1 ½
酒 … 小さじ2
パクチー（ざく切り）… 適量

作り方

1 鍋にAを入れて火にかけ、煮立ったら鶏肉を加え、ふたをして弱めの中火で5〜6分煮る。

2 トマトを加えて2分煮、器に盛ってパクチーを添える。

1人分
たんぱく質 25.4g
180kcal / 糖質 2.5g

材料 2人分

豚ロース薄切り肉（2cm幅に切る）… 4枚（150g）
白菜（3cm角に切る）… 1枚（100g）
にんにく（つぶす）… 1かけ

A
- 水 … 2 1/2 カップ
- オイスターソース … 大さじ2
- 酒 … 大さじ1
- 五香粉（ウーシャンフェン）… 小さじ1/2
- 塩 … 小さじ1/4

ごま油 … 小さじ2
五香粉 … 適量

作り方

1 鍋にごま油を熱し、豚肉、白菜、にんにくを中火で肉の色が変わるまで炒め、Aを加え、煮立ったらふたをして弱めの中火で5〜6分煮る。

2 器に盛り、五香粉をふる。

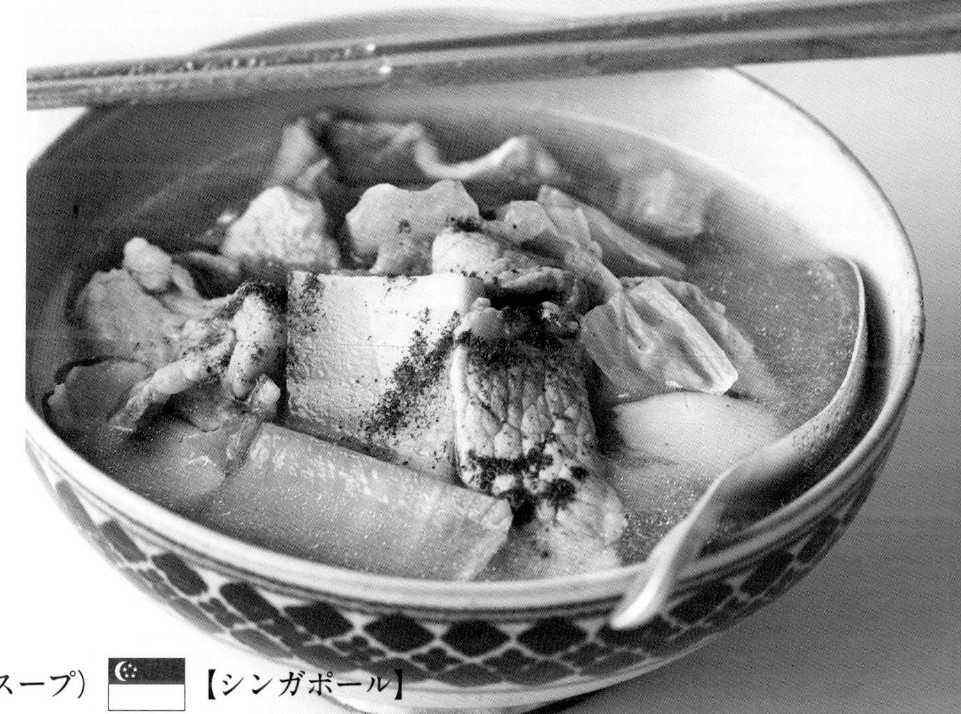

1人分
たんぱく質 17.8g
232kcal / 糖質 5.6g

バクテー（豚肉のスパイススープ）【シンガポール】

本場では脂たっぷりの骨つき豚肉で作るのを、ロース肉でカロリーダウン。
白菜を加え、食物繊維をプラスします。五香粉（ウーシャンフェン）で一気にアジアの味に。

豆腐干を加えて

材料 2人分

「豚ロース肉のルーローハン風スープ」(p38) … 全量
豆腐干（細切り・長タイプ）… 1袋（100g）

作り方

1 温めた「豚ロース肉のルーローハン風スープ」に豆腐干をほぐしながら加え、中火で5〜6分煮、味をみてオイスターソース（分量外）で調える。

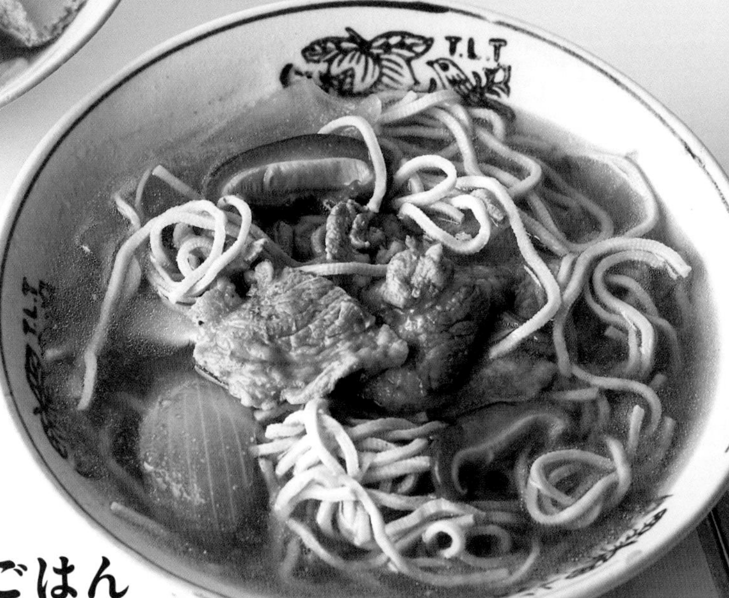

しらたきを加えて

材料 2人分

「厚揚げ入りピリ辛豚汁」(p32) … 全量
しらたき（水けをきり、食べやすく切る）… 1袋（200g）

作り方

1 温めた「厚揚げ入りピリ辛豚汁」にしらたきを加え、中火で3〜4分煮、味をみてみそ（分量外）で調え、器に盛って万能ねぎをのせる。

Column3

やせスープでワンプレートごはん

春雨を加えて

材料 2人分

「豚ひき肉とにらの担々スープ」(p56)…全量
春雨(乾燥)… 80g

作り方

1 温めた「豚ひき肉とにらの担々スープ」に春雨を加え、中火で3分煮る。

雑穀米を加えて

材料 2人分

「ユッケジャンスープ」(p63) … 全量
雑穀入りごはん … 茶碗軽く2杯分(200g)

作り方

1 温めた「ユッケジャンスープ」に雑穀入りごはんを加え、中火で3分煮る。

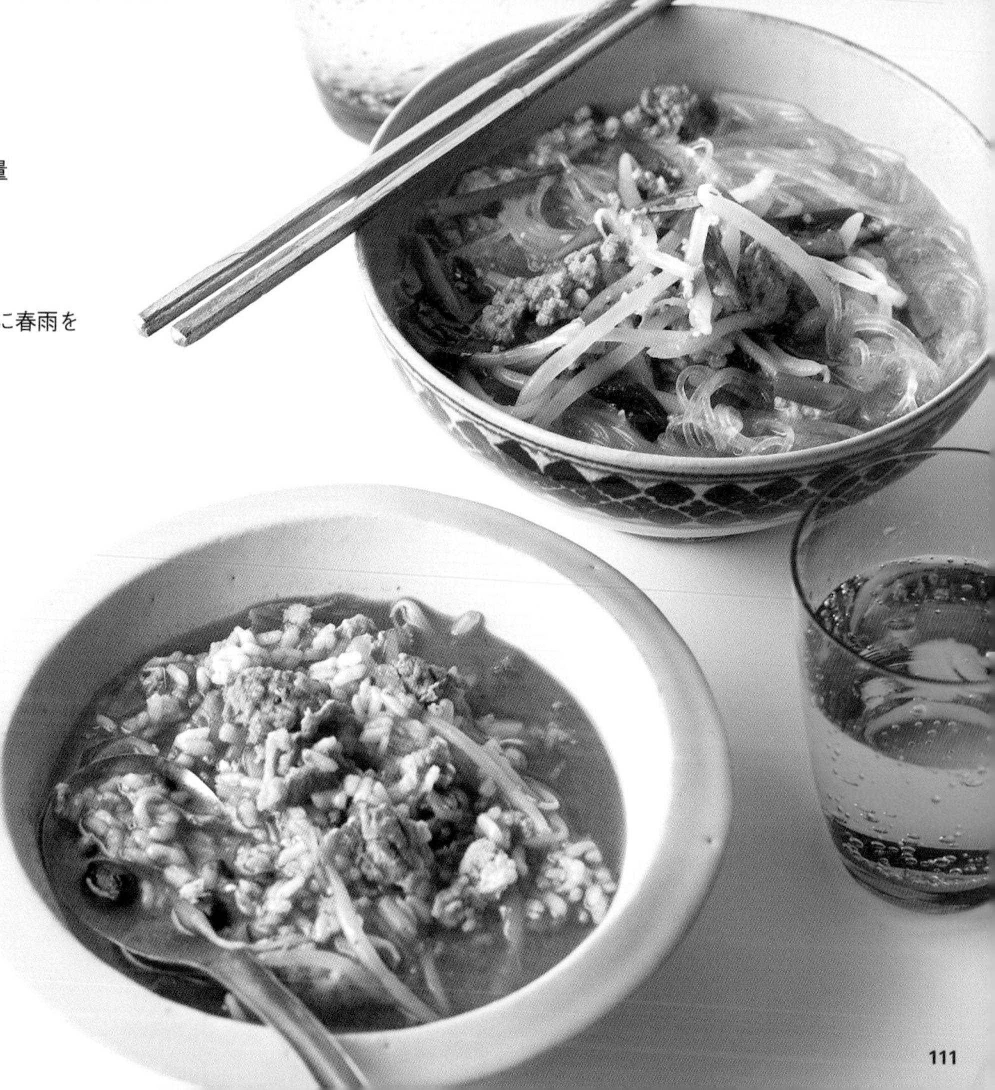

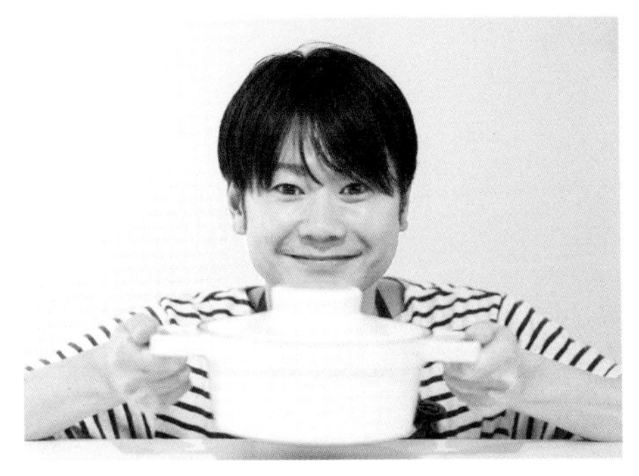

エダジュン

料理研究家、管理栄養士。1984年、東京都生まれ。管理栄養士資格取得後、株式会社スマイルズ入社。「Soup Stock Tokyo」本部で商品の物流、購買などの仕事を行い、2013年に料理研究家として独立。「パクチーボーイ」の名義でも活動中。著書に『鶏むねダイエット最強たんぱく質レシピ150』『できるだけうちにある調味料で作る！エスニックつまみとごはん』（小社刊）、『野菜たっぷり具だくさんの主役スープ150』（誠文堂新光社）など。

https://edajun.com/
Instagram:@edajun

アートディレクション・デザイン 小橋太郎（Yep）

撮影 鈴木泰介

スタイリング 阿部まゆこ

栄養計算 エダジュン

調理アシスタント 天野由美子

取材 中山み登り

校閲 滄流社

編集 足立昭子

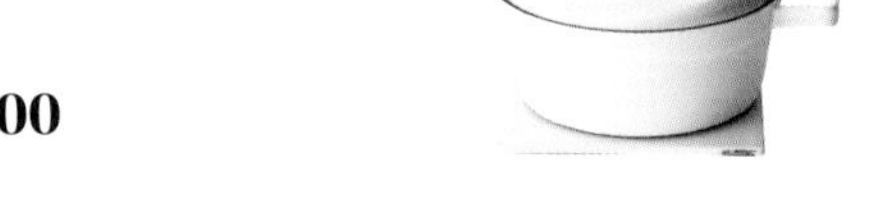

たんぱく質たっぷり やせスープ100

著　者　エダジュン
編集人　足立昭子
発行人　殿塚郁夫
発行所　株式会社主婦と生活社
〒104-8357　東京都中央区京橋3-5-7
☎03-3563-5321（編集部）
☎03-3563-5121（販売部）
☎03-3563-5125（生産部）
https://www.shufu.co.jp
ryourinohon@mb.shufu.co.jp
製版所　東京カラーフォト・プロセス株式会社
印刷所　TOPPAN株式会社
製本所　株式会社若林製本工場
ISBN978-4-391-16179-3